# Babys und Kleinkinder richtig ernähren

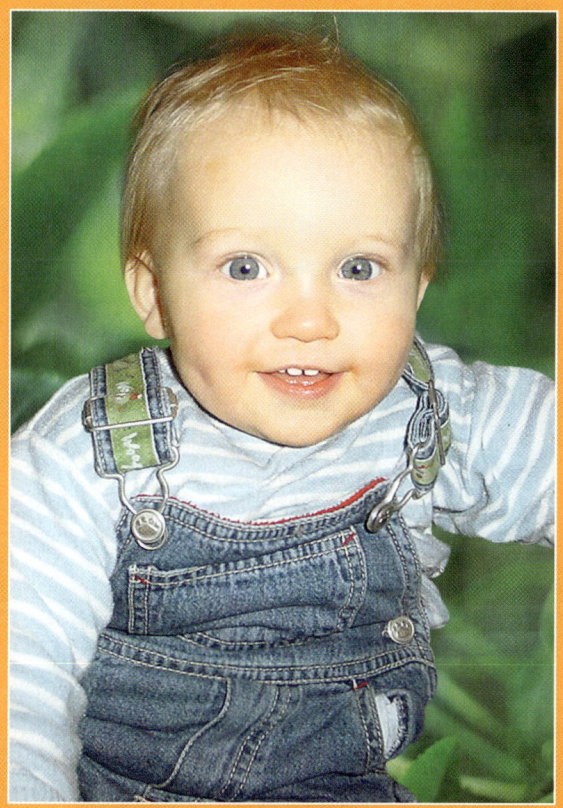

*Vom ersten Löffelchen*
*bis zur Familienkost*

# Inhalt

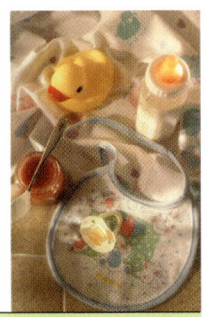

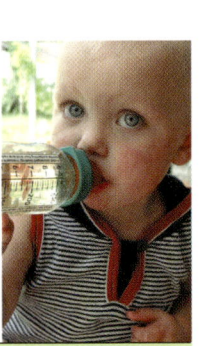

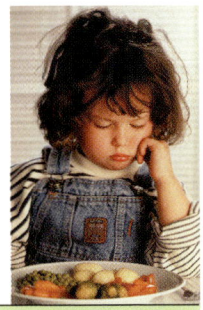

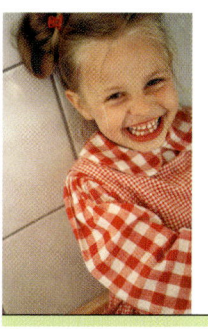

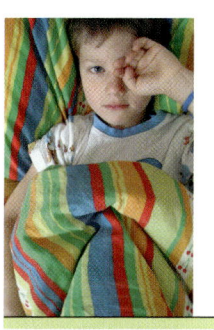

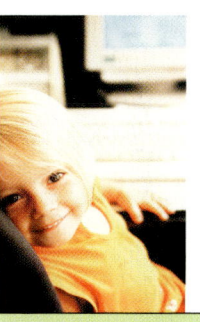

## *Das Beikostalter beginnt*

Die ersten Monate mit Ihrem Baby sind auch bei Ihnen sicher wie im Flug vergangen – die ersten Laute, das erste Lächeln, das erste Erkennen von Mama und Papa. Die Anfangsunsicherheiten mit dem neuen Erdenbürger haben sich inzwischen gelegt, das kleine Wesen ist fester Bestandteil Ihrer Familie und der Alltagsroutine geworden.

Das ist auch gut so, denn nun kommen neue Herausforderungen auf Sie zu – das Beikostalter beginnt!

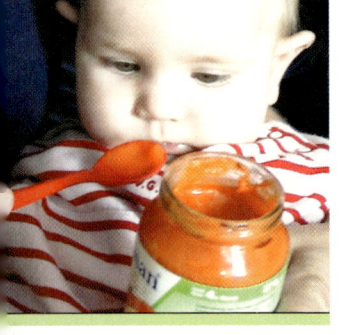

Ihr Nachwuchs braucht jetzt langsam mehr als Milch. Kaum zu glauben, werden Sie vielleicht denken, hat es doch eben erst seinen ersten Schluck (Mutter-)Milch bekommen, schon reicht ihm der „weiße Saft" nach etwa 4 Monaten nicht mehr aus! Aber genau so ist es, und damit Ihnen der Übergang vom reinen Stillen bzw. der reinen Milchfütterung zur festeren Nahrung leicht gemacht wird, gibt Ihnen dieser praktische Ratgeber jede Menge Tipps, Rezeptanregungen und Informationen zur altersgemäßen Kinder-Ernährung – auf dem Weg vom Säugling bis ins Kindergarten- und Vorschulalter.

„Erlebnis Gesundheit" eben!

In diesem Sinne: Viel Spaß und gutes Gelingen!

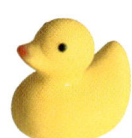

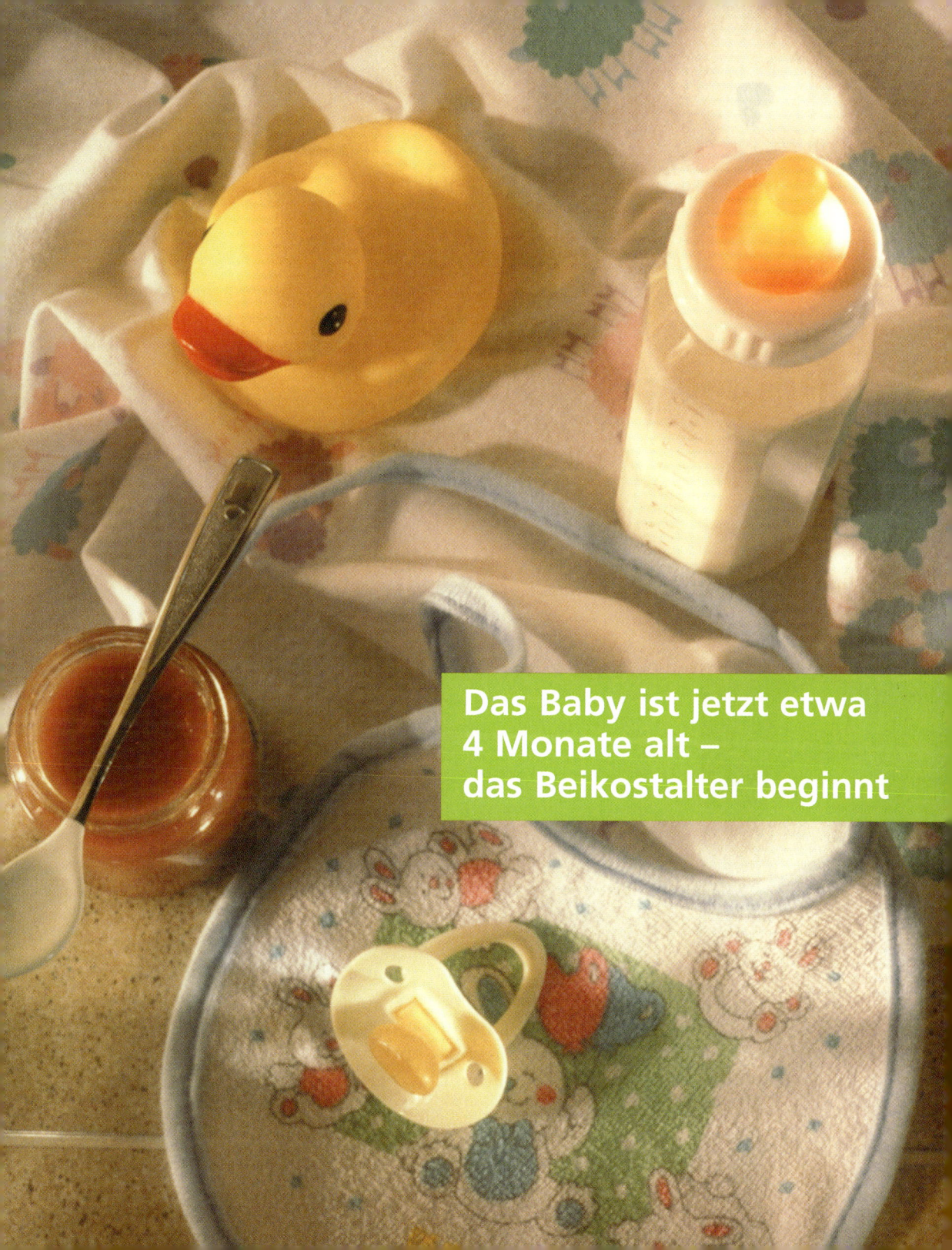

Das Baby ist jetzt etwa
4 Monate alt –
das Beikostalter beginnt

## Ab dem 5. Monat heißt es: „Mehr als Milch"

Die Ernährung von gesunden Säuglingen ist in den ersten Lebensmonaten normalerweise relativ unkompliziert – entweder haben Sie mehr oder weniger voll gestillt und/oder eine geeignete Säuglingsmilch verfüttert. Doch etwa ab dem 5. Lebensmonat reicht das Ihrem kleinen Nimmersatt nicht mehr ganz – jetzt wird es Zeit, für Wachstum und gesundes Gedeihen eine zusätzliche Nahrungsquelle einzuführen – Babys erster Brei ist fällig: das Beikost-Alter beginnt.

Jede Nahrung, die **zusätzlich** zur Muttermilch oder Flaschennahrung gegeben wird, wird **Beikost** genannt. Die Beikost soll den steigenden Bedarf des Säuglings an Energie und Nährstoffen wie Vitaminen, Mineralstoffen und Eiweiß decken, außerdem liefert sie dem Kind jetzt erstmals auch Ballaststoffe. Die Beikost ist ein Zufüttern, nicht etwa der sofortige Abbruch des Stillens oder der Fläschchenmilchfütterung, denn Milch bleibt auch für Kleinkinder ein Grundnahrungsmittel. Auch später noch, dann in Form von Trinkmilch, ist sie die wichtigste Quelle für Calcium, den entscheidenden Mineralstoff für gesundes Wachstum, Knochen und Zähne.

Zu Beginn des Beikostalters sind auch die von der Mutter „mitgelieferten" Eisenvorräte des kleinen Organismus langsam aufgebraucht, so dass ein Zufüttern mit eisenhaltiger Beikost erforderlich wird. Vor dem 5. Monat sollte jedoch nicht zugefüttert werden, denn das verkraftet Babys Verdauungstrakt noch nicht, außerdem ist es nicht nötig, denn man will ja kein Pummelchen heranziehen. Außerdem könnte dies das Allergierisiko für das Baby durch fremde Lebensmittelinhaltsstoffe unnötig erhöhen.

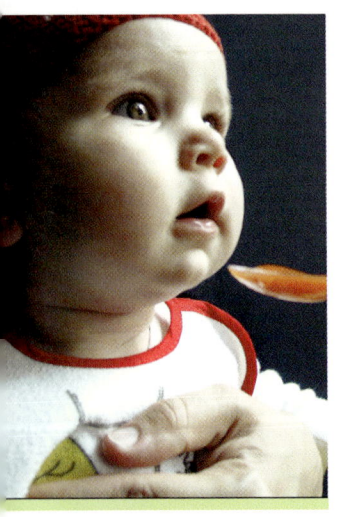

*Ab dem 5. Monat ist der erste Brei fällig.*

Auch wenn die Industrie auf ihren Produkten oft schon wesentlich frühere Termine für das Zufüttern angibt, sollte aus kinderärztlicher Sicht unter normalen Umständen besser darauf verzichtet werden. Besteht ein erhöhtes Allergierisiko für das Kind, beispielsweise weil mindestens ein Elternteil Allergiker ist, sollte man die Beikostfütterung nach Absprache mit dem Arzt sogar **möglichst lange herauszögern** und erst ungefähr ab dem 7. Monat langsam und gezielt damit beginnen, damit neue Stoffe das Immunsystem nicht unnötig belasten.

# Der Ernährungsplan im 1. Lebensjahr – eine Vorschau

Wenn es dann aber soweit ist, Ihr Kind also bald nach der üblichen Milchfütterung schon wieder Hunger hat, wird nach der ausschließlichen Milchfütterung in den ersten 4 bis 6 Lebensmonaten schrittweise, etwa in monatlichem Abstand, eine Brust- bzw. Flaschenmahlzeit durch eine Breimahlzeit ersetzt. Zuerst wird das Mittagessen eingeführt. Es folgen dann zusätzlich eine Abend- und später auch eine Nachmittagsmahlzeit. Und etwa mit einem knappen Jahr erfolgt der Übergang zur Familienkost – die Fläschchenzeit ist dann endgültig vorbei.

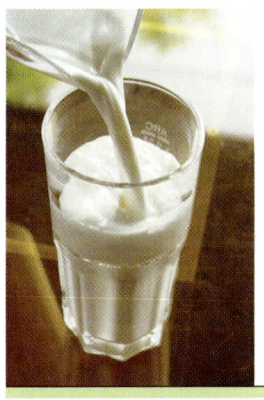

*Milch gehört zum Ernährungsplan im 1. Lebensjahr.*

Zwischen dem 5.–7. Monat wird als erster Brei ein **Gemüse-Kartoffel-Fleisch-Brei** eingeführt. Einen Monat später wird eine weitere Milchmahlzeit durch einen **Vollmilch-Getreide-Brei** ersetzt. Ihm folgt als dritter Brei ein **milchfreier Getreide-Obst-Brei**, der eine weitere Milchmahlzeit ersetzt. Die verbleibenden Mahlzeiten werden weiterhin als Muttermilch oder Säuglingsmilch gegeben. Ab dem 10. Monat gehen die Breimahlzeiten der Säuglingsernährung dann langsam in die feste Familienkost über.

| Erster Brei | Zweiter Brei | Dritter Brei |
|---|---|---|
| **Selbstzubereitung** | | |
| Gemüse-Kartoffel-Fleisch-Brei | Vollmilch-Getreide-Brei | Getreide-Obst Brei |
| 90 – 100 g Gemüse<br>40 – 60 g Kartoffeln<br>20 – 45 g Obstsaft<br>20 – 30 g Fleisch<br>8 – 10 g Öl | 200 g Vollmilch<br>20 g Getreideflocken<br>20 g Obstsaft,-püree | 20 g Getreideflocken<br>90 g Wasser<br>100 g Obst<br>5 g Butter |
| **oder industriell hergestellte Beikostmahlzeiten** | | |
| Baby-Junior-Menü | Milchfertigbrei | Getreide-Obst Brei |
| Gläschen | Trockenprodukte<br>Gläschen | Gläschen |

*Übersicht über die Lebensmittel in den verschiedenen Mahlzeiten der Beikost*
*(Quelle: Forschungsinstitut für Kinderernährung, Dortmund)*

**Übrigens:**

Die Mikrowelle ist gut geeignet zum schnellen Zubereiten und Erwärmen von Babykost. Angst müssen Sie dabei nicht haben, denn Mikrowellen zählen anders als beispielsweise Röntgenstrahlen nicht zu den ionisierenden Wellen. Alle durch Mikrowellen ausgelösten Veränderungen im Lebensmittel sind eine Folge der Erwärmung und unterscheiden sich nicht von denen, die andere Erhitzungsmethoden verursachen. Allerdings sollten Sie das erwärmte Fläschchen gut schütteln bzw. die Speisen durchrühren, da beim Erhitzen im Mikrowellengerät nicht alle Stellen im Lebensmittel gleichmäßig schnell erhitzt werden. Gerade hohe, runde Gefäße wie Babygläschen oder Babyflaschen können sich außen noch kühl anfühlen, während sie im Inneren bereits kochend heiß sind. Prüfen Sie also sorgfältig die Temperatur, ehe Sie beginnen, Ihr Baby zu füttern. Erhitzen Sie Gläschen und Flaschen immer offen und nie dicht verschlossen im Mikrowellengerät. Anderenfalls kann ein Überdruck entstehen, die Gefäße können explodieren.
(Quelle: aid, Ute Gomm, 13.09.2001)

# Jetzt geht's los:
# Die ersten Löffelchen

## Geduld ist gefragt, denn Essen will gelernt sein

Ungefähr im **5. Lebensmonat** ist Ihr Baby entwicklungs-gemäß in der Lage, von einem Löffel zu essen, nachdem es in den ersten vier Monaten nur getrunken, lediglich Saug- und Schluckbewegungen beherrscht und nur die Mutterbrust bzw. das Fläschchen gekannt hat. Es kann nun also, mit einiger anfänglicher Geduld der Eltern, auch breiige Nahrung aufnehmen. Jetzt wird es Zeit, zunächst einmal **eine** Milchmahlzeit durch eine Breimahlzeit abzulösen.

Diese Umstellungsphase ist eine kleine (manchmal auch große!) Herausforderung für Kind und Eltern und erfor-dert deshalb sehr viel Geduld. Wichtig ist es bei den anfänglichen Schwierigkeiten, nicht nervös zu werden, vor allem, wenn es das erste Kind ist. Die Eltern müssen sich **viel Zeit** beim Füttern nehmen – es ist ganz normal, dass anfangs mehr Brei auf dem Lätzchen als im Magen landet! Und wenn es gar nicht klappen will, dann ver-sucht man es am nächsten (und übernächsten) Tag wie-der, am besten jeweils mit einer kleiner Portion Brei vor der normalen mittäglichen Milchmahlzeit.

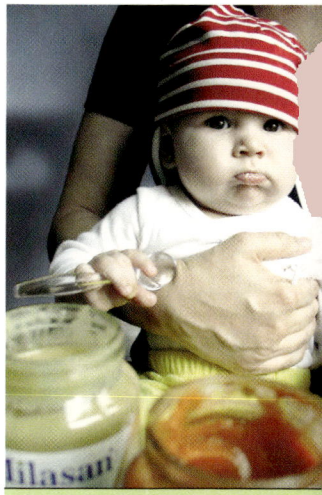

*Die Beikost ist ein Zufüttern zur Milch.*

Wenn Mama oder Papa beim Füttern allerdings zu ner-vös und ungeduldig sind, überträgt sich das mit Sicher-heit sehr schnell auf den kleinen „Ess-Anfänger" und erschwert die noch ungewohnte Prozedur zusätzlich. Also schonen Sie Ihre Nerven und die Ihres Babys, indem Sie sich auf das „Schlimmste" einstellen, die Flecken im Lätzchen und auf Ihrer Kleidung ignorieren, und von vornherein viel Zeit bei den ersten Löffelchen einplanen. Aller Anfang ist schwer, aber bedenken Sie, dass Ihr Baby immer selbstständiger wird, bald allein essen möchte, und Sie es zum Füttern bereits in kurzer Zeit nicht mehr im Arm halten werden!

Genießen Sie also die Zeit!

Am besten geben Sie Ihrem Nachwuchs **als erstes reines Karottenmus** auf den Löffel. Karottenmus wird vom kleinen Verdauungstrakt Ihres Babys gut vertragen, außerdem hat es eine gewisse Eigensüße, die dem Kind gut schmeckt. Nach erfolgreichem Training, wenn der Löffel akzeptiert wird und die verzehrte Breimenge immer größer wird, kann dann bald die mittägliche Milchmahlzeit wegfallen und ganz durch einen Brei aus Gemüse, Kartoffeln und Fleisch ersetzt werden.

Viele Eltern machen übrigens den Fehler, ihr noch löffelunwilliges Baby mit süßem Obstbrei zum Essen vom Löffel „verführen" zu wollen. Das sollten Sie aber möglichst vermeiden, denn als Folge des verführerisch süßen Obstgeschmacks kann es durchaus passieren, das Ihr kleiner verwöhnter Feinschmecker nun nicht mehr problemlos zum Verzehr des eigentlich notwendigen Gemüse-Kartoffel-Fleisch-Breis zu „überreden" ist. Das Problem beim Füttern verlagert sich also nur zeitlich nach hinten, und dem Baby tut es zudem nicht besonders gut, da es die Nährstoffe aus dem Gemüse-Kartoffel-Fleisch-Brei ja für ein gesundes Gedeihen braucht.

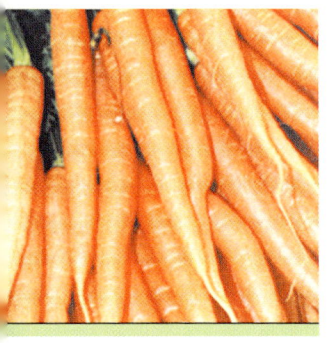

*Karotten sind das erste Gemüse in der Beikost.*

## *Tipps zur Erleichterung der ersten Löffel-Versuche*

- Verwenden Sie einen schmalen, flachen Löffel, von dem Ihr Baby den Brei herunter lutschen kann.

- Für die ersten Löffelchen ist fertiger Karottenbrei aus dem Gläschen ideal, denn bei den anfänglichen Mini-portionen lohnt das Selbstkochen noch nicht.

- Erwärmen Sie anfangs nur einen Teil des Gläschens, den Rest ver-schließen Sie wieder und können ihn im Kühlschrank bis zur nächs-ten Mahlzeit aufbewahren.

- Breireste vom Teller nicht aufbe-wahren! Anfangs immer nur eine kleine Menge frisch zubereiten.

- Suchen Sie sich ein gemütliches, ruhiges Plätzchen zum Füttern und vermeiden Sie Zeitdruck!

- Vor den ersten Löffelchen sollte Ihr Kind gut ausgeschla-fen sein, denn dann ist es eher bereit, etwas Neues zu entdecken und zu erlernen.

- Wenn nach einigen Löffeln „Schluss" ist, ist Ihr Baby entweder satt oder von der ungewohnten Anstrengung erschöpft. Beenden Sie den Rest der Mahlzeit dann wie gewohnt mit Milch.

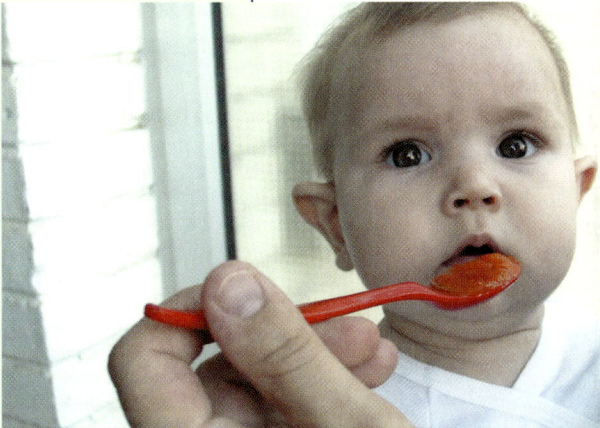

*Die ersten Löffelchen – aller Anfang ist schwer!*

# Gemüse-Kartoffel-Fleisch-Brei – ab dem 5. Monat

## Der erste Brei-Versuch: Karotten-Mus zum Üben

Der Einstieg in die Löffel-Ära beginnt ab dem 5. Monat, also am besten mit einem reinen Karottenmus und wird beibehalten, bis die ersten Schwierigkeiten mit der noch ungewohnten Löffelfütterung überwunden sind. In dieser Zeit erhält Ihr Baby mittags zunächst einige Löffelchen Karottenmus, im Anschluss an die Löffelkost wird gestillt bzw. die Flasche gegeben, bis der Säugling satt ist. Es bieten sich hierfür, nicht nur wegen des küchentechnischen Aufwandes in der „Trainingsphase", die speziellen Gläschen-Fertigprodukte für Säuglinge an. Sie sind schnell erwärmt, nährstoffreich und u.a. auf einen babytauglichen niedrigen Nitratgehalt kontrolliert.

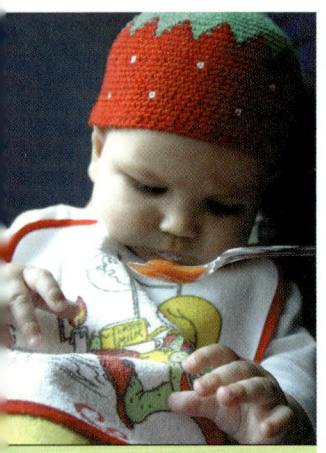

*Schon bald gibt es Gemüse-Kartoffel-Fleisch-Brei.*

Nach einigen Tagen Training werden den Karotten ein wenig gemuste Kartoffeln und Fett zugegeben bzw. ein Gläschen mit den Zutaten Karotte/Kartoffel/Pflanzenöl gefüttert. Die anschließend benötigte Milchmenge wird nun zunehmend weniger.

Bald ergänzt dann eine kleine Fleischportion von etwa 20g (s. Seite 13) mehrmals in der Woche das Mittagessen. Auch hier finden Sie, wenn Sie nicht selbst Kochen wollen, entsprechend zusammengesetzte Gläschen im Handel. Fleisch in dieser Menge ist für Ihr Baby übrigens deshalb wichtig, da es Eisen enthält. Eisen ist zur Bildung der roten Blutkörperchen wichtig, und die Blutmenge Ihres Nachwuchses nimmt im ersten Lebensjahr schnell zu.

## Gemüse-Kartoffel-Fleisch-Brei
## – Anleitung zur Selbstzubereitung

Bei der Selbstzubereitung werden dem Karottenmus Kartoffeln im Verhältnis 2:1 zugesetzt, das heißt 2 Teile Karotten und 1 Teil Kartoffeln bilden die Grundsubstanz Ihres Breis. Dazu geben Sie pro 150–200 g Brei 10 g Fett (hochwertiges Pflanzenöl oder Butter im Wechsel).
Diesem Brei wird, allmählich steigernd, bis zu sechsmal wöchentlich, Fleisch für die Eisenversorgung zugegeben. Und zwar nehmen Sie dazu mageres, gekochtes und püriertes Fleisch von Geflügel, Schwein, Kalb oder Rind, zunächst 20 g pro Mahlzeit und im 2. Lebenshalbjahr bis zu 35 g. Damit der Brei nicht zu fest wird, muss er eventuell mit etwas Wasser verdünnt werden. Statt Wasser kann nach Empfehlung des Forschungsinstituts für Kinderernährung in Dortmund auch reiner Orangensaft verwendet werden, denn das darin enthaltene Vitamin C verbessert die Verfügbarkeit des pflanzlichen Eisens im Brei.

*Zusammenfassung:*

*Ende des 5. Monats erhält das Baby noch 3–4 Still- bzw. Flaschenmilch-Mahlzeiten und eine Gemüse-Kartoffel-Fleisch-Mahlzeit.*

Nach etwa drei Wochen „Löffeltraining" im 5. Lebensmonat sollten Sie mittags die Stillmahlzeit bzw. das Milchfläschchen völlig durch den **Gemüse-Kartoffel-Fleisch-Brei (150–200 g)** ersetzt haben. Gegen den Durst bekommt Ihr Baby nun „für die Säuglingsernährung geeignetes" Mineralwasser oder abgekochtes Wasser bzw. damit zubereiteten ungesüßten Tee.

Als Nachtisch kann man nun langsam einige Teelöffel **Obstmus** einführen:

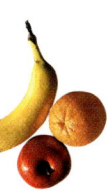

Obstmus aus dem Glas verwenden oder Apfel schälen, vierteln, in etwas Wasser dünsten, mixen (besonders einfach in der Mikrowelle: 3 Min. bei 600 W)  ab 7. Monat ist auch zerkleinertes rohes Obst möglich: z.B. Banane, Apfel.

# Das Baby ist jetzt etwa 5 Monate alt – der zweite Brei kommt ins Spiel

## Die erste Hürde ist genommen – Mittagessen ab dem 6. Monat

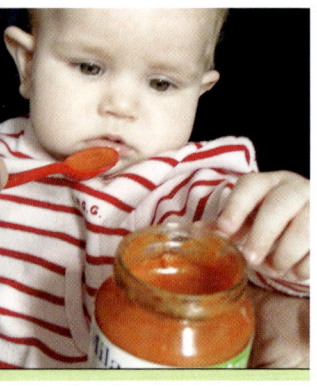

*Der Löffel ist jetzt kein Problem mehr.*

Ihr Baby hat nun die große Löffel-Hürde überwunden und kommt mit der neuen Nahrungsquelle schon gut zurecht! Neben Milch isst es jetzt bereits seinen ersten gesunden, nahrhaften Brei. Diesen Gemüse-Kartoffel-Fleisch-Brei, anfangs nur mit Karotten hergestellt, können Sie nun ab dem 6. Monat auch mit anderen gut verträglichen, nährstoffreichen und frischen Gemüsesorten der Saison zubereiten; gut geeignet sind dafür neben den Karotten auch Blumenkohl, Kohlrabi, Fenchel, Brokkoli oder Spinat. Jetzt wird dem Gemüse-Kartoffel-Brei einmal pro Woche auch ein Eigelb zugegeben, dabei ist jedoch zu beachten, dass, wegen einer möglichen Salmonellengefahr, der Brei zusammen mit dem Ei unbedingt nochmals kurz aufgekocht werden muss.

## Küchenhygiene ist wichtig für die Gesundheit Ihres Babys!

Überhaupt ist das hygienische Umfeld bei der Säuglings- und Kinderernährung besonders wichtig, denn der kleine Körper ist Keimen gegenüber noch recht empfindlich. Deshalb sollten Sie auch keine Breireste wieder aufwärmen, die warm gehalten oder bei Zimmertemperatur stehen gelassen worden sind. Durchfall, Erbrechen und Fieber könnten die Folge sein, weil sich krank machende Keime unter diesen Bedingungen besonders schnell vermehren. Besser ist es, dem Baby eine kleine, bedarfsangepasste Portion zu geben und den Rest für den nächsten Tag gleich in den Kühlschrank zu stellen.

Will man den Arbeitaufwand für die Zubereitung des täglichen Gemüse-Kartoffel-Fleisch-Breis verringern, dann kann man auch Brei auf Vorrat selbst kochen und gleich portionsweise einfrieren. Gut verschlossen hält der Vorrat so bis zu 2 Monaten. Grundsätzlich sollte man jedoch Brei mit Spinat nicht vorkochen (und nicht wieder aufwärmen), da sonst aus dem im Spinat reichlich enthaltenen Nitrat das für Babys schädliche Nitrit entstehen kann.

## Beikost selbst gemacht oder Gläschenkost – die schnelle Alternative?

Will man den Brei für das Baby nicht (immer) selbst kochen, steht Ihnen die industriell hergestellte Gläschenkost zur Verfügung. Apotheken, Drogerien und Lebensmittelhandel verfügen über ein umfangreiches Sortiment hochwertiger Produkte. Im 5. Monat beginnend mit reinem Karottenbrei, geht man dann zu Gläschen mit Gemüse-Kartoffel-Brei über. Dieser wird langsam steigernd bis zu sechsmal wöchentlich durch ein fleischhaltiges Baby-Menü mit dem Aufdruck „ab dem 4. Monat" abgelöst. Ein Mal pro Woche gibt es ein fleischfreies Gläschen mit Gemüse und Kartoffeln. Wenn die Menge des Baby-Menüs nicht mehr ausreicht, können Sie etwa ab dem 8. Monat Junior-Menüs füttern, aber soweit sind wir noch nicht.

Industriell hergestellte Säuglingsnahrung und Beikost unterliegen strengen gesetzlichen Regelungen, sie fallen unter die Diätverordnung. Die Einhaltung der vorgegebenen Qualitätsnormen kontrollieren die amtliche Lebensmittelüberwachung und auch die Hersteller selbst, um jedes Risiko für das Baby auszuschalten. Die pflanzlichen und tierischen Rohstoffe für die Gläschenkost und andere Beikostarten (Brei, Saft) stammen aus kontrollierter biologischer Produktion und sind streng schadstoffkontrolliert. Konservierungsstoffe sind verboten. Gekauftes Obst und Gemüse aus konventionellem Anba und teilweise auch aus dem „Bioladen" entsprechen demgegenüber nicht immer den Anforderungen an die Diätverordnung, so dass daraus selbst hergestellte Beikost schadstoffbelasteter sein kann.

Im Haushalt beim Selbst-Kochen entstehende Nährwertverlust (Vitamine, Mineralstoffe) werden bei der industriellen Produktion ebenfalls minimiert. Um z.B. Vitaminverluste auf dem Weg vom Feld in das Gläschen möglichst gering zu halten, wird die Rohware bei möglichst kühler Temperatur, das heißt in den frühen Morgenstunden, transportiert und schnellstmöglich schonend weiterverarbeitet. Schnelles Erhitzen und Haltbarmachen unter Sauerstoffausschluss sorgen zusätzlich für den Erhalt der Nährstoffe. Geringe Verluste von Vitamin C werden durch deklarierte Zusätze wieder ausgeglichen, so dass das fertige Erzeugnis „Frischequalität" hat. Bei der normalen Verarbeitung der Lebensmittel im Haushalt bleiben die Nährstoffe in diesem Ausmaß nicht erhalten. Darüber hinaus ist Fertigkost durch die Herstellung keimfrei. Beim Abfüllen wird ein Vakuum erzeugt, das man beim Öffnen durch das leichte „Knallen" spürt, wenn die Luft ins Innere des Gläschens dringt. Dies Knackgeräusch ist eine Art Frischesiegel.

Angefangene Gläschen können Sie gut verschlossen bis zum nächsten Tag im Kühlschrank aufbewahren, allerdings nur, wenn Sie Ihr Baby nicht direkt aus dem Gläschen gefüttert haben. Dabei können über den Löffel nämlich Keime in den Brei gelangen, die sich schnell vermehren und dem Kind schaden können.

Vorteilhaft bei industriell hergestellter Beikost ist außerdem, dass sie ohne besondere Kenntnisse und mit wenig Arbeits- und Zeitaufwand eingekauft, bevorratet und zubereitet werden kann. Achten Sie beim Kauf darauf, dass die Gläschen möglichst kein Salz und keinen Zucker enthalten und dem Alter Ihres Babys entsprechen.

Natürlich heißt das nun nicht, dass Sie Ihr Baby ausschließlich mit Gläschenkost ernähren sollen, denn erstens ist das teurer als selbst zu kochen, und zweitens besonders in fortgeschrittenem Lebensalter, wenn der Übergang zur Familienkost beginnt, wirklich nicht nötig. Beim Selbstzubereiten sollten Sie jedoch einige Grundsätze beachten:

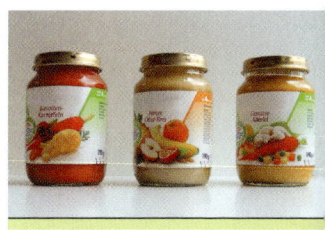

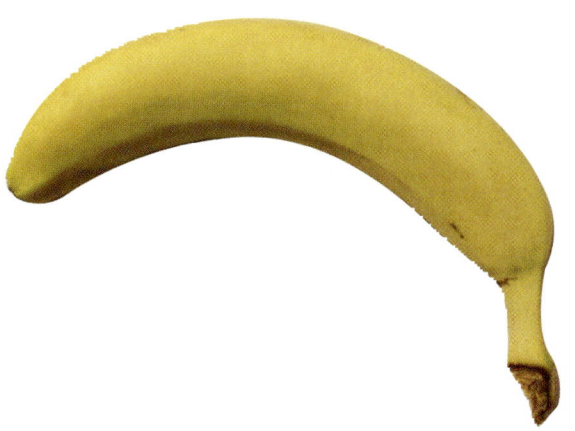

## *Tipps zur häuslichen Zubereitung der Beikost*

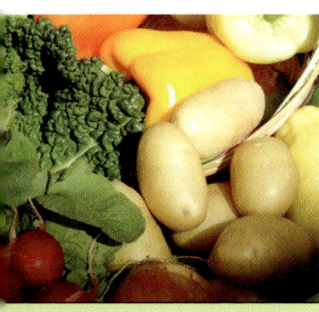

- Kaufen Sie nur hochwertige, frische Ware, bzw. ernten Sie aus dem eigenen Garten erst kurz vor der Verwendung.

- Bereiten Sie Obst und Gemüse nährstoffschonend zu, d.h. nicht lange wässern, liegen lassen oder zu lange kochen.

- Salz und Zucker brauchen Sie anfangs gar nicht, später nur in ganz geringen Mengen.

- Ökonomisch wird das Selbstkochen von Beikost, wenn Sie gleich größere Mengen (außer Spinat!) zubereiten und in Portionsbehälter abfüllen. Tiefgefroren können Sie die Nahrung so bis zu zwei Monaten aufbewahren. In der Mikrowelle oder im Wasserbad ist das Essen schnell tellerfertig. Nicht eingefrorener Brei ist im Kühlschrank allerdings nur einen Tag lang haltbar.

- Die notwendigen hygienischen und küchentechnischen Voraussetzungen (Mixer, Pürierstab) sollten gegeben sein.

Trotz aller Vorteile fertiger Beikost können Sie also bei sorgfältiger Durchführung Ihr Baby auch selbst bekochen. Und wenn es dann wirklich mal schnell gehen oder Ihr Baby überraschend zur Omi oder Freundin gebracht werden muss, dann packen Sie einfach ein auf Vorrat gekauftes, passendes Gläschen ein, und schon ist die Mahlzeit Ihres Kindes gesichert. So sollten Sie übrigens aus gesundheitlichen Gründen auch verfahren, wenn Sie unterwegs oder im Urlaub sind, vor allem in warmen Ländern.

Hier Gemüse und Obst einzukaufen und für das Baby zuzubereiten, könnte hygienisch bedenklich sein. Sie sehen also, es muss kein „entweder – oder" bei der Frage nach gekaufter oder selbstgemachter Beikost geben, eine situationsgerechte Handhabung beider Möglichkeiten ist die beste Lösung.

Da das industrielle Angebot sehr umfangreich ist, sollten Sie bei der Auswahl auf folgende Kriterien achten, die Sie aus der auf der Banderole aufgeführten Zutatenliste ersehen können:

1. Die Zusammensetzung des Gläschens soll von den Zutaten her ähnlich wie beim selbst zubereiteten Gemüse-Kartoffel-Fleisch-Brei sein.

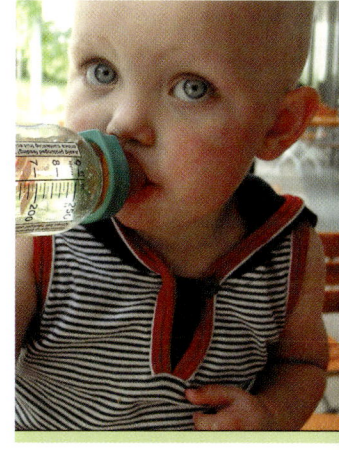

2. Je einfacher die Zusammensetzung des Baby-Menüs ist, desto besser. Das Baby ist noch kein Feinschmecker. Außerdem ist es zur Allergie-Vorbeugung wichtig, neue Lebensmittel nur nach und nach einzuführen.

3. Das Baby-Menü sollte keinen Zucker enthalten. Da fast alle Menüs eine geringe Menge Salz enthalten, darf auf keinen Fall zusätzlich gesalzen werden. Bedenken Sie, dass der Brei dem Baby (und nicht der Mutter) schmecken soll, denn das Baby hat einen sehr feinen, noch völlig anderen Geschmack als Erwachsene.

*Babys haben noch einen völlig anderen Geschmack als Erwachsene.*

## Der zweite Brei ab dem 6. Monat: Zusätzlich ein Vollmilch-Getreide-Brei

Wachstum und Entwicklung Ihres Babys erfordern, etwa im 6. Lebensmonat eine weitere Milchmahlzeit durch einen **Vollmilch-Getreide-Brei (etwa 200–250 g)** zu ersetzen. Am besten wählen Sie hierfür die **Abendmahlzeit,**

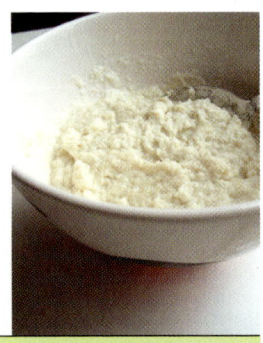

*Jetzt kommt der zweite Brei aus Vollmilch und Getreide.*

damit Ihr Kind für die Nacht ausreichend gesättigt ist. Durch die gestiegene Aktivität Ihres Sprösslings ist diese zusätzliche Breimahlzeit jetzt nötig.

Beim Selbst-Zubereiten streut man das Getreide, z.B. Haferflocken oder speziellen „milchfreien Getreidebrei für Säuglinge", in Vollmilch und kocht alles nach Packungsangabe auf. Instantprodukte brauchen nur in warme Milch eingerührt zu werden. Nach Abkühlung des Breis werden 3–4 Esslöffel Vitamin-C-reicher Obstsaft zugefügt. Wenn Sie jedoch lieber Fertigmilchbrei füttern möchten, dann ist unbedingt auf eine altersgerechte Auswahl zu achten.

## Zuckerzusatz ist tabu

**Zusammenfassung:**

*Ende des 6. Monats erhält das Baby noch 2–3 Still- bzw. Flaschenmilch-Mahlzeiten, eine Gemüse-Kartoffel-Fleisch-Mahlzeit und zusätzlich einen Vollmilch-Getreide-brei.*

Zum Schutz der wachsenden Zähnchen Ihres Babys, und um es nicht bereits (zu) frühzeitig an süßen Geschmack zu gewöhnen, sollten der gefütterte Fertigmilchbrei, der Frischmilchbrei und Getreideprodukte möglichst keine Zuckerzusätze enthalten. Sie können diese Angaben der Zutatenliste auf der Verpackung entnehmen. Auch wenn die Aufschrift „kristallzuckerfrei" vermeintlich garantiert, dass kein Zucker zugesetzt wurde, verbergen sich doch Süßungsmittel häufig unter den Begriffen Saccharose, Maltose, Glucose, Traubenzucker, Glucosesirup, Fruktose, Fruchtzucker, Honig oder Apfel- bzw. Birnendicksaft und sind ebenfalls noch zu meiden.

### Übrigens:
Trinkbreie, also flüssige Breie aus der Flasche, sind wegen der höheren Kariesgefahr nicht zu empfehlen.

# Das Baby ist jetzt etwa 1/2 Jahr alt – ein weiterer Brei ersetzt eine Milchmahlzeit

## Ab dem 7. Monat:
## Zusätzlich ein Getreide-Obst-Brei

Wenn Ihr Baby älter und aktiver wird, benötigt es für Wachstum und Entwicklung zunehmend mehr Nahrung, also Energie und Nährstoffe. Deshalb sollte etwa im 2. Lebenshalbjahr eine weitere Milchmahlzeit **durch einen milchfreien Getreide-Obst-Brei (ca. 200–250 g)** ersetzt werden. Hierfür bietet sich die **Nachmittagsmahlzeit** an.

Beim Selbstzubereiten kocht man aus Wasser und Vollkorngetreideflocken etwa 100 g Brei und fügt in noch warmem Zustand etwa 100 g Obstbrei und 5 g Butter zu. Instantgetreideflocken müssen nur mit warmem Wasser angerührt werden. Für den Obstbrei eignen sich am besten, je nach Jahreszeit, Äpfel, Birnen, Pfirsiche, Aprikosen oder Kirschen. Bananen sollte man wegen ihres hohen Zuckergehalts am besten mit weniger süßen Früchten mischen. Natürlich können Sie auch Obst aus Gläschen oder tiefgekühlte Früchte ohne Zuckerzusatz sowie fertigen Getreide-Obst-Brei verwenden.

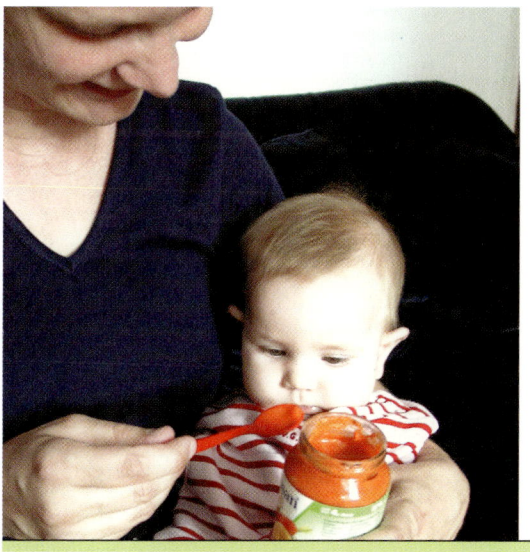

*Wachstum und Entwicklung erfordern nun eine weitere Breimahlzeit.*

*Eine Milchmahlzeit bleibt auch im 2. Lebenshalbjahr!*

Als **vierte Mahlzeit** im 2. Lebenshalbjahr, am besten **morgens**, sollte weiterhin die gewohnte **Milch** gefüttert werden. Allein reicht sie inzwischen allerdings bei Weitem nicht mehr aus – so super vor allem Muttermilch für den Säugling auch ist!

Zu Beginn der Beikostfütterung ist Obstbrei, wie erwähnt, (noch) nicht notwendig. Eine Gewöhnung an die Süße des Obstes kann sogar dazu führen, dass das Baby einen nicht süß schmeckenden Gemüse-Kartoffel-Fleisch-Brei vom Geschmack her ablehnt. Doch kann Obst keinesfalls die darin enthaltenen Nährstoffe ersetzen.

*Zusammenfassung:*

*Ende des 7. Monats erhält das Baby noch 1–2 Still- bzw. Flaschenmilch-Mahlzeiten, eine Gemüse-Kartoffel-Fleisch-Mahlzeit, zusätzlich einen Vollmilch-Getreidebrei sowie einen milchfreien Getreide-Obst-Brei.*

## Babys mit hohem Allergie-Risiko – Beikost gezielt einsetzen

Bei allergiegefährdeten Kindern muss man bei der Zufütterung besonders aufmerksam vorgehen. In den ersten 6 Lebensmonaten sollten sie am besten voll gestillt oder mit hypoallergener (HA) Säuglingsmilch gefüttert werden. Allergiegefährdet sind Neugeborene, wenn mindestens ein Elternteil oder ein Geschwisterkind Allergiker ist. Mit der Beikost sollte bei einem erhöhten Allergierisiko später begonnen werden, spätestens jedoch im 7. Monat. Die Reihenfolge der in die Ernährung aufgenommenen Breie sollte auch hier wie oben beschrieben sein. Um eine allergische Reaktion aber sofort erkennen und zuordnen zu können, sollten neue Lebensmittel, z. B. Gemüse- oder Obstsorten, einzeln und im Abstand von etwa einer

Woche eingeführt werden. Bis zum Ende des 1. Lebensjahres sollten auch keine Kuhmilch, bzw. Milchprodukte wie Joghurt oder Käse, gegeben werden, der abendliche Vollmilch-Getreide-Brei muss mit HA-Nahrung oder abgepumpter Muttermilch kuhmilchfrei zubereitet sein. Bei Allergierisiko sollte zunächst auf glutenhaltige Getreidearten (wie Weizen, Roggen, Hafer, Gerste) verzichtet werden. Es eignen sich anfangs insbesondere Reisflocken.

Nicht die geschmackliche Abwechslung ist entscheidend für das Wohl Ihres Kindes, sondern vielmehr die Möglichkeit des kleines Körpers, mit den neuen Substanzen fertig zu werden. Hier ist weniger MEHR! Im Einzelfall sprechen Sie bitte mit Ihrem Kinderarzt.

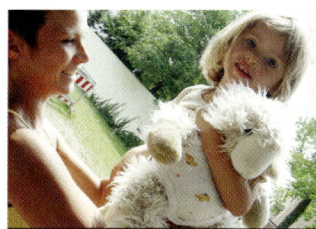

*Bei allergiegefährdeten Kindern muss die Beikost besonders sorgfältig zusammengestellt werden.*

### *Tipps zur Einführung der Beikost bei erhöhtem Allergie-Risiko:*

- (mindestens vier bis) sechs Monate ausschließlich Stillen,

- falls Zufüttern erforderlich, hypoallergene Nahrung (HA),

- keine Milch- und Milchprodukte im gesamten 1. Lebensjahr,

- Beikost erst im siebten Monat beginnen,

- jede Woche nur ein neues Lebensmittel einführen,

- spätes, schrittweises Einführen von als **besonders allergen bekannten Lebensmitteln**, dazu gehören insbesondere:

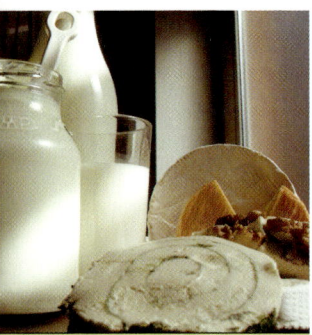

Kuhmilch bei Allergie-
Risiko besser meiden.

### ...als allergen bekannte Lebensmittel:

- Kuhmilch
  (Kuhmilcheiweiß in Milch und Milch-
  produkten, als Milchpulver in fast
  allen Keksen, Zwieback usw.)

- Eier
  (teilweise auch in Nudeln und versteckt in Gläschen)

- Fisch

- Sojaeiweiß

- Nüsse

- Sellerie

- Weizen

- Schokolade

- rohe Zitrusfrüchte

- Gewürze

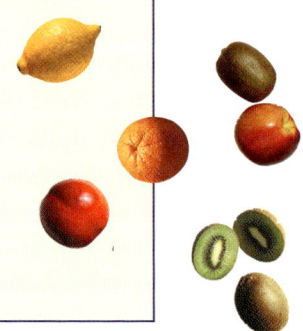

# Durstlöscher für die kleinen Aktiven

Durch den Übergang von der flüssigen Milchnahrung auf
weniger wasserhaltigen Brei erhält Ihr Baby jetzt während
der Mahlzeit weniger Flüssigkeit. Nur noch etwa die
Hälfte der benötigten Flüssigkeitsmenge wird jetzt über

die Mahlzeiten aufgenommen. Dies müssen Sie aber unbedingt ausgleichen, denn besonders Babys und Kleinkinder reagieren sehr empfindlich auf eine zu geringe Wasserzufuhr. Ihr Wasserbedarf, bezogen auf das Körpergewicht, ist nämlich wesentlich höher als der Erwachsener.

Schnell kann Ihr Kind in eine lebensbedrohliche Lage kommen, wenn es nicht genügend trinkt, vor allem und gerade auch bei Krankheiten, wie z.B. Durchfall, Erbrechen und Fieber. Wie groß der Durst Ihres Babys nach „dem Essen" noch ist, ist individuell unterschiedlich. Bieten Sie ihm auf jeden Fall nach der Breimahlzeit noch ein Getränk (s. u.) an.

Geeignete Durstlöscher für die immer aktiver werdenden Youngsters sind stilles Mineralwasser, das ausdrücklich „für die Zubereitung von Säuglingsnahrung geeignet" ist, sowie ungesüßte Früchte- und Kräutertees, wie Fenchel-, Kamillen-, Anis- oder Melissentee. Besonders an heißen Tagen, bei trockener Raumluft oder nach großen, körperlich anstrengenden „Erkundungstouren" Ihres Babys wird es mit Begeisterung zum angebotenen Durstlöscher greifen.

## Weg mit der Flasche – her mit dem Becher!

Am besten gewöhnen Sie Ihr Kind so früh wie möglich an einen geeigneten Trinkbecher. Etwa ab dem 8. Monat können die Kleinen schon anfangen, mit diesen speziellen Trink-Lern-Tassen zu üben. Mit beiden Händchen können Sie das Gefäß fassen und – relativ auslaufsicher – ihr Getränk heraus saugen.

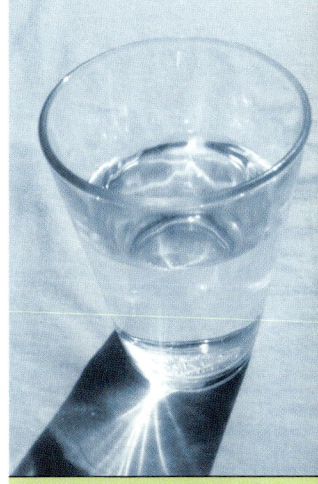

*Babys und Kleinkinder brauchen viel Flüssigkeit.*

Dies erfordert eine gewisse Saugkraft und ist für die Zahn- und Kiefergesundheit wesentlich besser als das Dauernuckeln an der Babyflasche. Geben Sie Ihrem Kind die Trink-Lern-Tasse nur bei Bedarf, also wenn es Durst hat; zum Nuckeln eignet sich ein entsprechender Beruhigungssauger. So erleichtern Sie den Übergang von der Babyflasche zur Tasse und verhindern eine ständige Umspülung der kleinen Zähnchen mit zahnschmelzschädigender Flüssigkeit, was beim Fläschchen-Dauernuckeln der Fall ist. Auch reines Wasser schadet beim Dauernuckeln, denn es verdünnt den Speichel und macht den Zahnschmelz anfälliger für Karies.

Und noch etwas: ***Süßen Sie Getränke niemals nach!***

## *Getränke für das Baby*

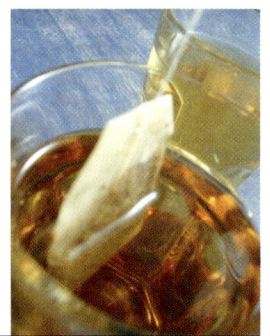

*Wasser und Tee sind ideale Durstlöscher.*

Abgekochtes (Mineral-)Wasser ist der ideale Durstlöscher. Am einfachsten ist es, morgens Wasser abzukochen oder Tee (z. B. Fenchel-, Anis-, Kümmeltee, später auch Malventee) aufzubrühen und in eine saubere Isolierkanne abzufüllen. So ist für einige Stunden Vorrat parat.

Instanttees sind häufig sehr süß und tragen damit zur Süßgewöhnung bei. Also besser meiden.

Säfte sollten nur verdünnt mit Wasser gegeben werden. Mischung: mindestens 2 Teile Wasser auf höchstens 1 Teil Saft. Ein Dauernuckeln ist zu vermeiden, da die Fruchtsäure und der natürliche Zuckergehalt in den Säften die Zähne angreifen. Fertige Tee-Saft-Mischungen sind in der Regel auch zu süß.

Ab 8. Monat kann der Säugling langsam an das Trinken aus der (Lern-) Tasse bzw. dem Becher gewöhnt werden. Zu Beginn des zweiten Lebensjahres sollte der Sauger endgültig ausgedient haben.

# Das Baby in der Mitte des 2. Lebenshalbjahres – jetzt gibt's was zum Beißen!

## Ab 10. Monat:
## Jetzt bekommen die Zähnchen was zu tun

Gegen Ende des 1. Lebensjahres, etwa ab dem 10. Monat, wenn die Zähnchen soweit entwickelt sind, dass das Kind in der Lage ist, mit dem Kauen zu beginnen, wird es langsam Zeit für **festere Nahrung**. Die breiige Ernährung des Säuglings, der sich inzwischen langsam zum Krabbelkind gemausert hat, soll jetzt behutsam in die bissfeste(re) Familienkost übergehen. Zwischendurch gibt's schon mal ein Stückchen weiches Obst, etwas Zwieback oder einen (nicht so süßen) Kinderkeks, um zum Knabbern und Kauen anzuregen. Das trainiert Babys Kaumuskeln und unterstützt die Zahn- und Kieferentwicklung. Achten Sie aber bitte darauf, dass Ihr Schleckermäulchen beim Essen und Knabbern immer aufrecht sitzt und nicht liegt oder herumkrabbelt! Dabei kann es sich nämlich grässlich verschlucken!

Aus den vier etwa gleich großen Milch- und Beikostmahlzeiten im 5. bis 9. Monat werden jetzt allmählich 3 Haupt- und 2 Zwischenmahlzeiten, wenn möglich zusammen mit der ganzen Familie im Hochstuhl am Tisch, um das Kind schon frühzeitig mit den sozialen Aspekten des Essens vertraut zu machen.

Milchflasche und Mutterbrust werden jetzt morgens nach und nach durch Vollmilch aus dem eigenen Lern-Becher ersetzt, und Sie können beginnen, dem Kind Brot mit etwas Butter oder Reformmargarine, zunächst noch ohne harte Rinde, und etwas Obst oder ein zartes Flockenmüsli

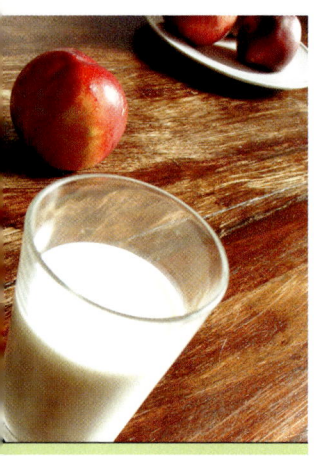

*Milch ist auch für größere Kinder wichtig.*

zum **Frühstück** anzubieten. Die **mittägliche** Gemüse-Kartoffel-Fleisch-Mahlzeit muss nun nicht mehr püriert werden, sondern es reicht, wenn die Nahrung mit der Gabel zerdrückt wird. Die beiden anderen Brei-Mahlzeiten werden nach und nach durch ein **Abendessen**, hauptsächlich bestehend aus Brot, Milch und Obst, und zwei **Zwischenmahlzeiten** am Vor- und Nachmittag ersetzt. Zu diesen können Sie Ihrem Kind Brot, Getreideflocken und Obst, Obstsaft oder Gemüserohkost anbieten, denn zum Ende des 1. Lebensjahres verträgt das Kind nun fast alle Lebensmittel. Dennoch sollte man auch jetzt noch vorsichtig sein mit stark blähenden oder sehr fetten Speisen, und auch Gewürze, Salz und Zucker sind nach wie vor sparsam zu verwenden.

Gegen Ende des ersten Lebensjahres ist es am einfachsten, wenn Sie vom Erwachsenen-Mittagessen eine Babyportion abzweigen (z. B. Pellkartoffeln, Gemüse und etwas mageres Fleisch). Diese sollte jedoch nicht gesalzen sein und nicht scharf gewürzt werden.

## *Das Wichtigste für die Praxis kurz zusammengefasst:*

- Für alle Säuglinge sollte mit der Beikost ab dem 5. bis 7. Lebensmonat begonnen werden.

- Für die Beikost sind nur wenige nährstoffreiche Lebensmittel in aufeinander abgestimmten Mahlzeiten erforderlich.

- Beikost kann in Form selbst zubereiteter oder industriell hergestellter Mahlzeiten gegeben werden.

- Auch besondere Ernährungserfordernisse, z.B. bei erhöhtem Allergie-Risiko, lassen sich mit den allgemeinen Beikostempfehlungen umsetzen.

## *Beispiel für einen Tagesplan gegen Ende des ersten Lebensjahres*

**Morgens:**
Muttermilch oder Säuglingsmilch, später Brot + Milch

**Vormittags:**
Obst, Getreideflocken oder Brot evtl. mit Saftschorle

**Mittags:**
Gemüse-Kartoffel-Fleisch-Mahlzeit

**Nachmittags:**
Getreide-Obst-Brei, später: Obst + Brot

**Abends:**
Vollmilch (bzw. HA-Nahrung)-Getreide-Brei, später
Brot + Milch

**Getränk:** (Mineral-)Wasser, ungesüßter Tee nach Wahl

Das Kind kann zunehmend am Erwachsenenessen
teilnehmen.

Zurückhaltend sollten Sie noch sein bei **stark blähendem**
Gemüse wie Hülsenfrüchten, sehr fetten, schwer verdau-
lichen Speisen und scharfen, sehr salzigen Produkten.
**Sehr kleine harte** Lebensmittel wie Nüsse oder Bonbons
können beim Verschlucken gefährlich werden. **Ungeeignet
sind**, wegen eventueller hygienischer Risiken, rohe tierische
Produkte wie nicht durchgegarte Fleischwaren, rohes Ei
und Rohmilch.

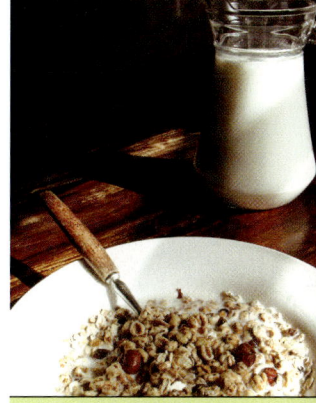

*Flüssige und feste
Speisen stehen jetzt
auf dem Speiseplan.*

## Übersichtstabelle Beikost

| Alter | Beginn 5. Monat | Ende 5. Monat | 6. Monat | 7. bis 9. Monat | 10. bis 12. Monat |
|---|---|---|---|---|---|
| früher Morgen | Milch | Milch | Milch | Milch | 5 |
| Vormittag | Milch | Milch | Milch | Milch | 6 |
| Mittag | 1 | 2 | 2 | 2 | 7 |
| Nach-mittag | Milch | Milch | Milch | 4 | 4 |
| Abend | Milch | Milch | 3 | 3 | 8 |

1 Gemüsebrei

2 Gemüse-Kartoffel-Fleisch-Brei

  (6 x wöchentlich, 1 x fleischlos, Obstmus als Dessert)

3 Vollmilch-Getreide-Brei

4 milchfreier Getreide-Obstbrei

5 Brust, Flasche oder Vollmilch + Brot + Obst

6 Obst + Getreideflocken oder Brot

7 Gemüse, Kartoffeln, Reis, Nudeln, Obst, Fleisch

  (6 x wöchentlich)

8 Vollmilch-Getreide-Brei oder Brot + Milch + Obst

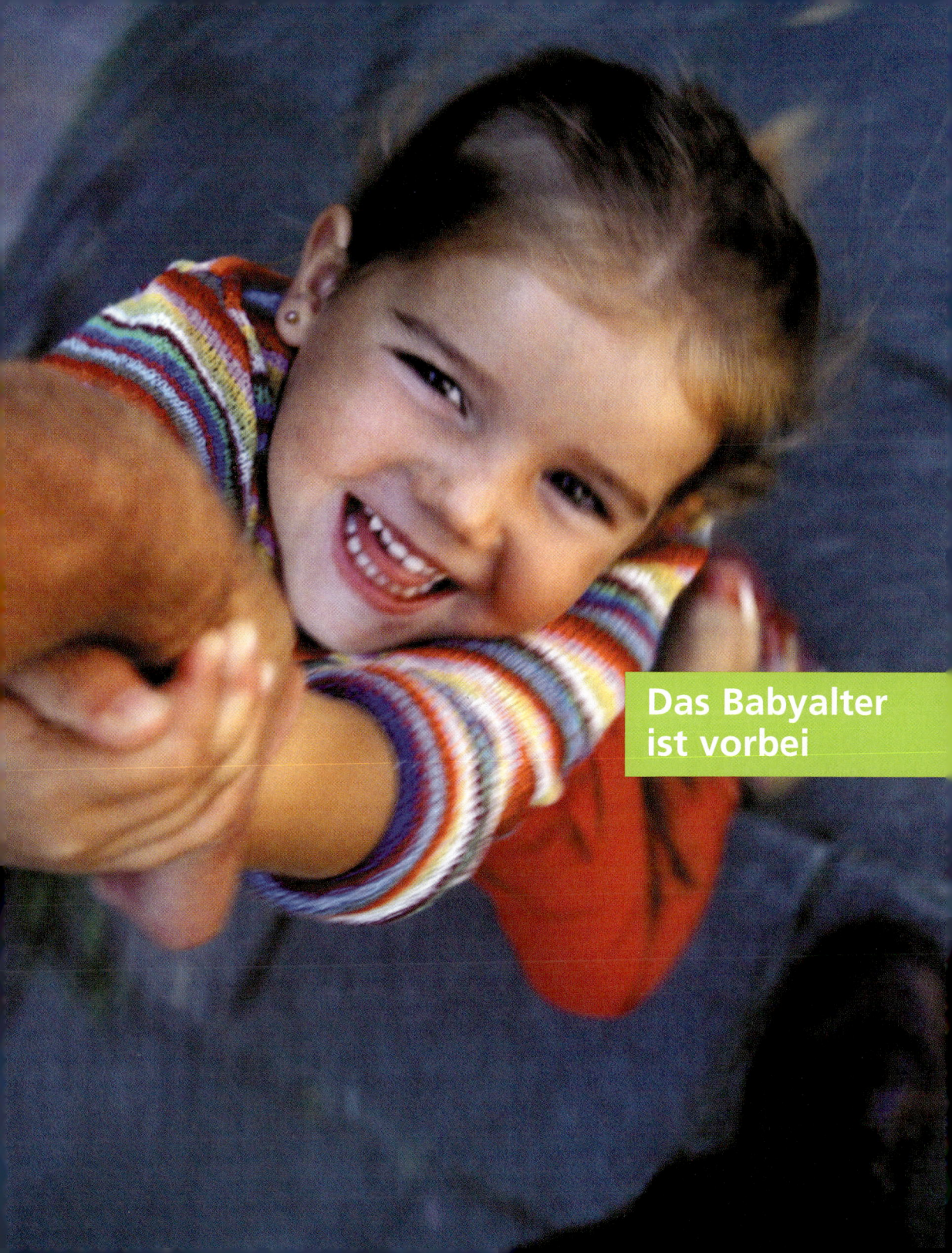

**Das Babyalter
ist vorbei**

# Die Ernährung von Kleinkindern

Nach Vollendung des ersten Lebensjahres zählt Ihr Kind jetzt schon zu den „Großen", es ist dem eigentlichen Babyalter entwachsen und darf sich nun bereits „Kleinkind" nennen. Seine Verdauungsorgane sind inzwischen so weit entwickelt, dass es (fast) alles essen kann, allerdings ist nach wie vor Vorsicht geboten bei stark gewürzten, kross gebratenen, sehr groben, stark blähenden und zu fetten Speisen. Ungeeignet sind auch, wegen eventueller hygienischer Risiken, rohe tierische Produkte wie nicht durchgegarte Fleischwaren, rohes Ei und Rohmilch.

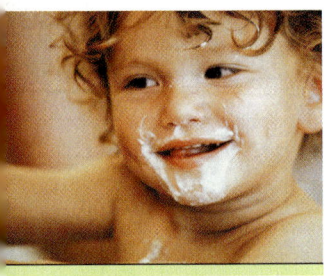

*Auch Kleinkinder haben besondere Ansprüche an die Ernährung – und Selberessen will gelernt sein!*

Ihr Kind sitzt jetzt im Hochstühlchen mit am Familientisch und möchte – wie alle kleinen Entdecker der neuen Möglichkeiten – nun so viel wie möglich ausprobieren und selber machen. Es will natürlich auch den selbstständigen Umgang mit Essen und Trinken üben! Ganz ohne Matschereien, Flecken und Verschütten geht das nicht ab, denn die kleinen Händchen müssen ja erst mal lernen, sich koordiniert zu bewegen und mit dem Löffel das Mündchen zu finden. Außerdem gehört das Matschen mit den Fingerchen im Brei zum Lernprozess, es ist die natürliche Art der Kleinen, im wahrsten Sinne des Wortes etwas „zu begreifen". Auch in dieser Phase ist für Sie als Eltern also wieder viel, viel Geduld gefragt!

Das Essen-Lernen können Sie sich und Ihrem Kind übrigens erleichtern durch die Verwendung von kindgerechten Utensilien. Dazu gehören neben geeigneten, unzerbrechlichen Tellern und Tasse zunächst ein perfekt für die kleinen Kinderhändchen geformter Löffel, später auch entsprechende Gabel und Messer. Und ein Ärmellätzchen verhindert, dass Sie das Kleine nach jeder Mahlzeit umziehen müssen.

Eltern sollten natürlich Vorbild sein. Richtiges Verhalten am Tisch und gesunde Ernährungsgewohnheiten nehmen die Kleinen nämlich nur an, wenn es die Eltern (und Geschwister) vorleben. Es nützt nichts, Kindern etwas zu verbieten, was man dann vor ihren Augen selber tut! Nutzen Sie konsequent die gemeinsamen Mahlzeiten für ein harmonisches Miteinander. Am besten bringen Sie möglichst oft Speisen auf den Tisch, von denen auch die Ein- bis Zweijährigen mitessen können. Beispielsweise wenig gesalzene, gedünstete Gemüse wie Karotten, Blumenkohl, Kohlrabi und Brokkoli, sowie Kartoffeln, Reis und Nudeln. Auch von gedünstetem Fleisch oder Fisch und Rührei darf der Nachwuchs gern etwas haben. In mundgerechte Häppchen geschnitten, wird ihr Kind es so gern mit Ihnen zusammen verzehren. Und zum Nachtisch essen dann alle gemeinsam frische Obststückchen, das schmeckt und ist gesund für Groß und Klein. Geben Sie Ihrem Kind das Gefühl, dass Essen etwas Gemütliches, Angenehmes ist. Dazu gehört auch die appetitliche Darreichung der Speisen, denn gerade bei Kindern „isst das Auge mit". Lustige Dekorationen und Verzierungen erhöhen zudem den Spaß an gesunder Ernährung.

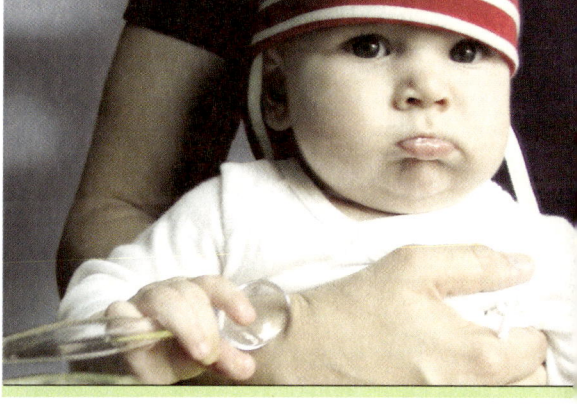

*Die gemeinsame Mahlzeit mit der Familie wird zunehmend wichtiger.*

Kinder müssen selbst ausprobieren, was sie mögen. Lassen Sie Ihren Nachwuchs also ruhig von allem (was altersgemäß geeignet ist) kosten, wenn er das möchte. Und zwingen Sie ihn nicht, den Teller leer zu essen. Das programmiert nur kleine Pummelchen vor! Geben Sie ihm lieber kleine Portionen, von denen nach genommen werden kann, wenn der Hunger noch groß ist. Und versuchen Sie zu tolerieren, dass Essen anfangs auch ein neues, spannendes Spielzeug ist!

# *Diese Lebensmittel braucht Ihr Kind für Wachstum und Entwicklung*

Kinder sind keine kleinen Erwachsenen, sondern eigenständige Individuen auf einem anderen – früheren – Entwicklungsstand. Dieser Entwicklungsstand bedingt die unterschiedlichen Anforderungen des Körpers an die Ernährung, ein Kind hat selbstverständlich noch einen anderen Bedarf als ein Erwachsener, weil sein Körper zunächst mal wachsen, sich entwickeln muss. Dennoch werden von ihm die gleichen Nährstoffe benötigt wie vom ausgewachsenen Menschen, nur in anderer Quantität und Relation. Hieraus resultiert die Notwendigkeit, dem wachsenden Organismus eine „kindgerechte" Kost anzubieten, welche auf den Bedarf des jungen Körpers Rücksicht nimmt.

Das Forschungsinstitut für Kinderernährung in Dortmund hat drei Regeln für die Lebensmittelauswahl zusammengestellt, mit denen am einfachsten eine bedarfsgerechte Kinderernährung gewährleistet werden kann:

| | |
|---|---|
| Pflanzliche Lebensmittel und Getränke | ⟶ reichlich |
| Tierische Lebensmittel | ⟶ mäßig |
| Fettreiche Lebensmittel | ⟶ sparsam |

# Die Praxis: Optimale Nährstoffversorgung über Lebensmittel

## Getreide, Getreideprodukte, Kartoffeln

Getreide(produkte), Nudeln, Reis und Kartoffeln sollten neben Gemüse den Hauptbestandteil der warmen Mahlzeit bilden. Je kleiner das Kind ist, desto feiner sollte die Nahrung noch sein. Mit zunehmendem Lebensalter, wenn Zähnchen und Verdauungstrakt kräftiger sind, kann bzw. sollte dann langsam auf Vollkornprodukte übergegangen werden. Anfangs natürlich noch ohne ganze Körner oder grobe Schrotanteile. Auch Vollkornbrot gibt es aus sehr fein gemahlenem Vollkornmehl mit lockerer Krume. Diese Produkte enthalten alle wertgebenden Inhaltsstoffe des vollen Korns – lebenswichtige Vitamine, Mineralstoffe, ungesättigte Fettsäuren und Ballaststoffe.

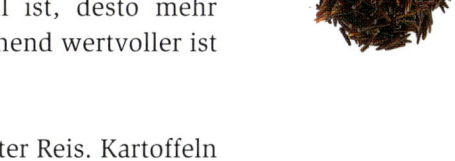

Gleiches gilt natürlich auch für die hieraus hergestellten Flocken und sonstigen Produkte (z.B. Vollkornnudeln). Je höher die Typenbezeichnung bei Mehl ist, desto mehr Vollkornanteile enthält es, und entsprechend wertvoller ist es für die Ernährung.

Auch Naturreis ist wertvoller als geschälter Reis. Kartoffeln enthalten die meisten Vitamine direkt unter der Schale – deshalb bereiten Sie sie für Ihr Kind (und sich selbst!) am besten als Pellkartoffeln zu.

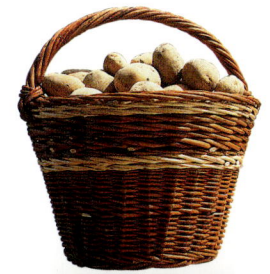

*Tipp* – Getreideprodukte, Reis und Kartoffeln am besten aus Vollkorn und ungeschält:

- Vollkornbrot, Getreideflocken, Naturreis und Vollkornnudeln bevorzugen.
- Kartoffeln häufig als Pellkartoffel verzehren.
- Getreide, Nudeln und Kartoffeln sollten neben Gemüse den Hauptbestandteil der warmen Mahlzeit bilden – und nicht etwa nur die Beilage!

## Gemüse, Hülsenfrüchte, Obst

Gemüse, Obst und Salat liefern vor allem Vitamine, Mineralstoffe und verdauungsfördernde Ballaststoffe. Beim Garen gehen diese Nährstoffe zum Teil verloren, deshalb sollte mit steigendem Lebensalter Obst am besten immer und Gemüse teilweise roh gegessen werden, z. B. als Rohkost (Möhren, Kohlrabi, Paprika, Tomaten, Gurken). Daran knabbern auch Kinder im 2. Lebensjahr schon gern. Die Nutzung des saisonalen Marktangebotes garantiert zudem Frische und einen guten Preis, außerdem belebt die Abwechslung den täglichen Speisezettel. Hülsenfrüchte enthalten neben Vitaminen, Mineral- und Ballaststoffen auch hochwertiges pflanzliches Eiweiß, das sich besonders gut mit Eiweiß aus Getreide und Fleisch ergänzt. Erbsen, Linsen oder Bohnen sollten deshalb bei Zweijährigen ruhig schon öfter mal als Basis für eine warme Mahlzeit dienen, z.B. als Eintopf, anfangs vielleicht noch püriert als Schutz vor dem Verschlucken, oder als feiner Bratling. Dabei können sowohl getrocknete Hülsenfrüchte (Zubereitungshinweise auf der Packung beachten), als auch beispielsweise Linsen aus Dosen Verwendung finden, wenn's mal schnell gehen muss.

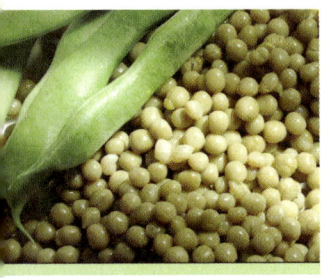

*Früh übt sich…: Fünfmal am Tag Obst und Gemüse!*

## Milch und Milchprodukte

Milch und Milchprodukte gewährleisten eine ausreichende Calciumzufuhr für Knochen- und Zahnaufbau, liefern Eiweiß, Phosphor, Zink, Jod sowie die Vitamine A, D, B2 und B12, und dürfen deshalb in einer gesunden Kinderernährung nicht fehlen. Eine ausreichende Calciumversorgung gerade in der Jugend beugt unter anderem im Alter einer vorzeitigen Knochenentkalkung (Osteoporose) vor.

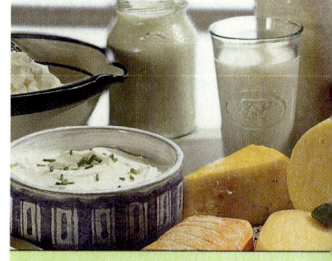

Milch und Milchprodukte werden in verschiedenen Fettgehaltsstufen angeboten, von Magermilch (0,3 % Fett) über teilentrahmte Milch (1,5 % Fett) bis Vollmilch (3,5 % Fett). Die Wahl der Fettstufe ist einerseits Geschmackssache vom Kind, sollte andererseits aber in seiner sonstigen Ernährung berücksichtigt werden. Trinkt es nämlich lieber die fettreichere Vollmilch, muss man bei anderen versteckten Fetten (z.B. in Wurst, Fleisch, Käse, Nuss-Nougat-Creme) vorsichtig sein. Erfahrungsgemäß akzeptieren Kinder auch teilentrahmte Milch ohne Probleme, wenn diese von der ganzen Familie verwendet wird. Entrahmte Milch (Magermilch) ist für die gesunde Ernährung von Kindern weniger geeignet, da ihr Gehalt an fettlöslichen Vitaminen (A, D) zu gering ist.

*Milch und Milchprodukte sorgen für starke Knochen und Zähne.*

Kinder, die keine Milch trinken, können leicht in eine Calciumunterversorgung rutschen. Hier sollte deshalb auf einen ausreichenden Verzehr von Sauermilchprodukten (Joghurt, Dickmilch, Quark) und/oder Käse geachtet werden. Joghurt, Dickmilch und Buttermilch enthalten ebenso viel Calcium wie Milch. Eine Scheibe Schnittkäse (Gouda, Edamer) von ca. 30 g oder die doppelte Menge an Weichkäse (Camembert, Brie) können 1 Glas Milch (200 ml) ersetzen. Milch, Milchprodukte oder Käse können auch leicht in anderen Speisen versteckt werden (Aufläufen, Suppen, Soßen, Desserts), wenn sie pur von den Kindern nicht akzeptiert werden.

---

*Tipp* – Milch ist unentbehrlich für Kinder und Jugendliche

- Milch ist unverzichtbar für gesunde Knochen und Zähne.
- Die Auswahl der Fettgehaltsstufe ist Geschmacksache, muss aber beachtet werden.
- Joghurt, Quark, Dickmilch und Käse können Trinkmilch ersetzen.
- Süße und pikante Milchprodukte schmecken auch kleinen „Trinkmilch-Feinden".

---

## Fleisch, Wurst und Eier

Fleisch, Wurst und Eier sind hochwertige Nahrungsmittel, die jedoch auch beträchtliche Mengen an Fett, Cholesterin und Purin enthalten können. Deshalb ist man heute der Ansicht, dass diese Nahrungsmittel nicht alle täglich, sondern abwechselnd auf dem Speisezettel stehen müssen. Sie sind nicht mehr als Hauptbestandteil der Mahlzeit anzusehen, sondern sollten eher die leckere Beilage bilden.

Fleisch enthält als wichtige Nährstoffe vor allem das gut resorbierbare Eisen sowie hochwertiges Eiweiß, Mineralstoffe und Vitamine. Das Eisen aus Getreide, Gemüse und anderen pflanzlichen Nahrungsmitteln ist nicht so gut für den Körper verfügbar wie das Eisen aus Fleisch und Fleischwaren, deshalb gehört Fleisch in mäßigen Mengen zu einer gesunden Kinderernährung dazu. Siehe hierzu auch Seite 57.

Das Fleisch für Ihr Kind sollte mager sein. Wechseln Sie zwischen Geflügel, Rind, Schwein und Lamm ab. Kinder haben hier ihre eigenen geschmacklichen Prioritäten und viele mögen auch nicht täglich Fleisch. Bei ansonsten ausgewogener Ernährung kann und sollte man deshalb zwischendurch auf Fleisch verzichten, Getreidegerichte in Kombination mit Gemüse und Obst bilden einen guten Ersatz. Das darin enthaltene Vitamin C unterstützt die Aufnahme des pflanzlichen Eisens.

Bei Wurstwaren sollten Sie mild gewürzte, magere Sorten bevorzugen. Unter (meistens fetter) Streichwurst können Sie getrost auf Butter oder Margarine verzichten. Gleiches gilt übrigens auch für die von allen Kindern geliebte Nuss-Nougat-Creme! Und bis zum Schulalter sind 1–2 Eier pro Woche genug.

*Fleisch und Wurst abwechselnd genießen und nicht jeden Tag.*

---

*Tipp* – Fleisch, Wurst und Eier nur in mäßigen Mengen

- Fleisch ist eine wichtige Eisenquelle.
- Es muss aber nicht täglich Fleisch sein, Getreide und Gemüse liefern auch Eisen.
- Fettarme Wurstsorten bevorzugen.
- 1–2 Eier pro Woche genügen.

## *Fisch und die Jodversorgung*

Mindestens einmal in der Woche können und sollten auch Kinder Fisch essen. Fisch ist leicht verdaulich, liefert hochwertiges Eiweiß und Vitamine sowie wichtige Mineralstoffe. Besonders Seefisch ist wichtig für Kinder (und Erwachsene), da beispielsweise Seelachs, Kabeljau, Schellfisch und Scholle die bedeutendste natürliche Nahrungsquelle für Jod sind. Alle anderen Nahrungsmittel sind relativ arm an Jod. Jodmangel führt zu einer Schilddrüsenvergrößerung und im schlimmsten Fall zu einem Kropf, gerade bei Kindern findet man bedenkliche Versorgungslücken.

Wegen der Gräten sollten Sie Ihrem Kind grundsätzlich nur (noch mal von Ihnen auf Gräten kontrolliertes!) Fischfilet geben, am besten anfangs nur gedünstet, später können Sie Fisch auch leicht braten oder grillen. Größere Kinder mögen auch gern panierte Fischteilstücke (z.B. Fischstäbchen, -filet), kein Problem! Doch bei der Zubereitung sollte man sie nicht in (zuviel) Fett braten, sondern besser im Backofen auf einem Backblech backen. So wird verhindert, dass die schon vorgebratene fetthaltige Panade noch mehr Fett aufnimmt. Überschüssiges Fett kann man auch ganz gut reduzieren, indem man das Bratgut vor dem Servieren kurz mit Küchenkrepp abtupft.

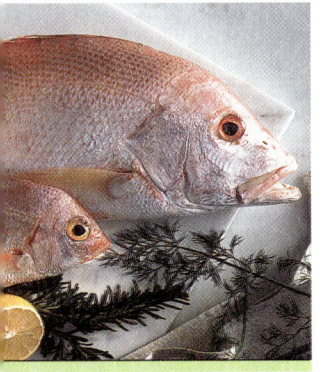

*Fisch liefert wertvolle Nährstoffe.*

Neben Seefisch ist jodiertes Speisesalz die wichtigste Jodquelle. Seit einigen Jahren wird es, zur zusätzlichen Kariesprophylaxe, auch mit Fluor angereicht angeboten. Jodiertes Speisesalz sollte in jedem Haushalt ausschließlich verwendet werden, natürlich aber stets sparsam. Auch im Lebensmittelhandel (Bäcker, Metzger) wird zunehmend Jodsalz eingesetzt; die damit hergestellten Produkte sollten bevorzugt werden.

## Getränke

Zusätzlich zur Flüssigkeit in Nahrungsmitteln (Obst, Gemüse, Joghurt, Suppen) sollen Kinder reichlich trinken, im 2. und 3. Lebensjahr täglich etwa 820 ml[*], bei erhöhtem Wasserbedarf durch Bewegung, Sport und Spiel sowie an heißen Tagen und bei Fieber, auch deutlich mehr. 4- bis 6-jährige Kinder benötigen schon etwa 940 ml Flüssigkeit pro Tag[*]. Geben Sie Ihrem (Klein-)Kind, wann immer es Durst hat, unbedingt genügend zu trinken. Und halten Sie ständig, auch unterwegs, geeignete Getränke bereit.

Auch zu den Mahlzeiten sollte es etwas zu Trinken geben. Quirlige Knirpse brauchen reichlich Flüssigkeit!

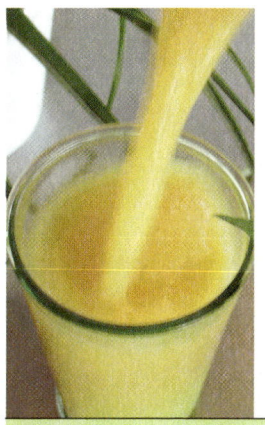

*Kinder müssen reichlich trinken!*

[*]Empfehlung der Deutschen Gesellschaft für Ernährung (DGE)

*Tipp* – bevorzugte Durstlöscher:

- Trinkwasser/Mineralwasser (kohlensäurearm)
- Kräuter- und Früchtetee
- Fruchtsäfte, 1:1 bis 1:3 mit Wasser gemischt
- Kindergetränke sollten nicht zu kalt sein!
  Sonst drohen Bauchschmerzen!
- Colagetränke und Energy-Drinks sind für Kids tabu!
- Süße Limonaden, fertiger Eistee, Fruchtnektar und
  unverdünnten Fruchtsaft meiden Sie besser auch,
  denn sie erhöhen durch ihren Zuckergehalt eher noch
  den Durst und können dem zarten Zahnschmelz
  schaden. Kariesgefahr!

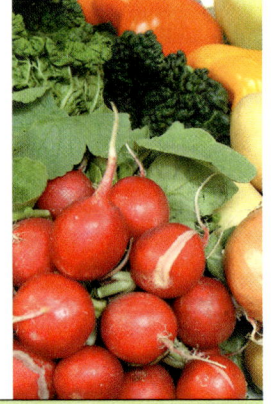

*Nicht nur die Kinder, sondern auch die ganze Familie sollte sich ausgewogen ernähren.*

## *Fazit:*

Eine abwechslungsreiche, gemischte Kost ist der beste Garant für eine gesunde kindliche Entwicklung. Einseitigkeit kann zu Mangelerscheinungen und Entwicklungsstörungen führen.

# So viel sollte Ihr Kind essen

Das Wichtigste auf einen Blick: Wie viel Ihr Kind wovon in welchem Alter zu sich nehmen sollte.

| Nahrungsmittel | Maßeinheit | 1 Jahr | 2–3 Jahre | 4–6 Jahre |
|---|---|---|---|---|
| Milch, Milchprodukte | Milliliter (Gramm)/Tag | 300 | 330 | 350 |
| Fleisch, magere Wurst | Gramm/Tag | 40 | 50 | 60 |
| Seefisch | Gramm/ 1- bis 2-mal pro Woche | 50 | 70 | 100 |
| Eier | Stück pro Woche | 1–2 | 1–2 | 2 |
| Margarine, Öl, Butter | Gramm/Tag | 10 | 15 | 20 |
| Brot, Getreide-flocken | Gramm/Tag | 80 | 120 | 170 |
| Kartoffeln, Reis, Nudeln, Getreide | Gramm/Tag | 80 | 100 | 120 |
| Gemüse | Gramm/Tag | 100 | 120 | 180 |
| Frischobst | Gramm/Tag | 100 | 120 | 180 |
| Getränke | Milliliter/Tag | 700 | 820 | 940 |

## Welche Gewürze für die Kleinen?

Jeder weiß, dass erst das Würzen eine Speise zum wahren Genuss macht. Doch was für ausgewachsene Geschmäcker gilt, trifft noch lange nicht auf Babys und Kleinkinder zu. Kinder haben einen viel feineren, empfindlicheren Geschmack als Erwachsene, er ist noch völlig unverfälscht. Deshalb brauchen Babys an ihrem Brei kein Salz oder Fertiggewürz und auch keinen zusätzlichen Zucker. Die Kleinen sollen zunächst den Eigengeschmack der Speisen kennen lernen, bevor er mit (häufig zuviel) Salz oder Zucker „verfeinert" wird. Es ist nicht gut, wenn man die Kleinen zu früh an sehr salzige, würzige oder auch süße Speisen gewöhnt. Salz kann dem kleinen Organismus im ersten Lebensjahr schaden, da seine Nieren noch nicht voll belastbar sind und ein hoher Salzkonsum bei empfindlichen Menschen später zur Entstehung von Bluthochdruck und Herz-Kreislauf-Erkrankungen beitragen kann. Deshalb ist es empfehlenswert, und nicht nur für Babys (!), weniger Salz aber mehr frische Kräuter zu verwenden und im ersten Lebensjahr auf Salz möglichst ganz zu verzichten. Kräuter geben nicht nur selbst einen guten Geschmack für die Speise ab, sondern können bei richtiger Auswahl auch den Eigengeschmack vorteilhaft hervorheben. Auch ein Klecks Butter, Sahne oder hochwertiges Pflanzenöl verfeinern den Geschmack vom Möhrenbrei, ohne dass man salzen muss. Zusätzlich fördert etwas Fett die Aufnahme der fettlöslichen Vitamine.

Zur Erhaltung des Eigengeschmacks von Gemüse sollten Sie es schonend garen, das heißt in wenig Wasser dünsten bei nur schwacher Hitzezufuhr. Garen Sie immer mit Deckel, das schont Vitamine und spart Energie. Sie können aber auch die Babykost in der Mikrowelle zubereiten. Siehe auch Seite 8.

Wenn Ihr Baby schon von der Erwachsenenkost mit isst, dann sollten Sie diese erst würzen, wenn Sie die Portion für Ihr Kind vorweg abgenommen haben. Und fertige Gläschenkost muss nicht den Eltern schmecken, sondern gut für das Kind sein, deshalb sollten Sie auch da die wenig gesalzenen Zubereitungen vorziehen und nicht nachwürzen.

Wie mit Salz und scharfen Gewürzen, so sollten Sie auch mit Zucker vorsichtig sein. Erstens schadet Zucker den gerade wachsenden Zähnchen. Das sieht man leider immer noch an den traurigen Beispielen der Kinder, die durch Dauernuckeln am Fläschchen mit gesüßtem Tee oder Fruchtsaft bereits total zerstörte Zähne haben. Und zweitens ist Zucker nur ein „leerer Energielieferant", der, im Übermaß genossen, schon frühzeitig der Ausprägung von Übergewicht Vorschub leistet. Karotten, Bananen oder auch Honigmelone haben eine natürliche süße Note, die nicht mehr durch

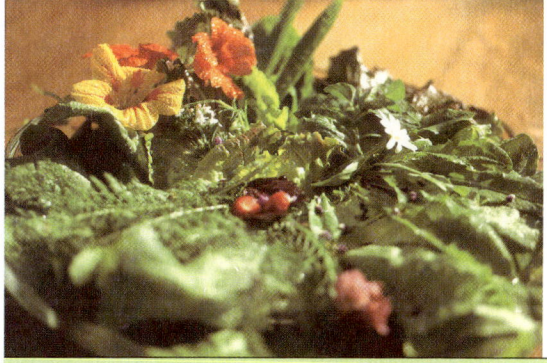

*Mit Salz, Zucker und scharfen Gewürzen sparsam umgehen.*

Zuckerzusatz verstärkt werden soll. Die geschmacklichen Vorlieben Ihres Kindes, die Sie bereits ganz früh setzen, könnten in seinem späteren Leben zum Problem werden, wenn Sie z. B. eine Naschkatze heranziehen. Falls Sie selbst „einen süßen Zahn haben", also gern süß essen, sollten Sie diese geschmackliche Vorliebe möglichst nicht auf Ihr Baby oder Kleinkind übertragen.

# Mit den Knirpsen unterwegs – Reise und Urlaub

## Reiseproviant für die Fahrt in den Urlaub

Endlich ist es soweit: die Fahrt in den lang ersehnten Urlaub kann beginnen. Es ist alles gepackt, verstaut oder aufgegeben – nur noch die Verpflegung für unterwegs muss vorbereitet werden.

Je nach Alter Ihres Nachwuchses sind Proviant und „Ausrüstung" unterschiedlich:

**Der (voll) gestillte Säugling:** Hier bereitet die „Verpflegung" für das Baby das geringste Problem, denn die Muttermilch steht jeder Zeit in ausreichender Menge, richtig temperiert und hygienisch einwandfrei zur Verfügung.

**Säuglinge und Kleinkinder:** Wenn Sie Ihr Kind mit Fläschchen oder Brei ernähren, sollten Sie vor Reiseantritt für unterwegs die folgende Checkliste beachten und entsprechend packen:

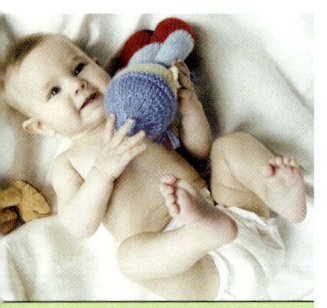

*Genügend Spielzeug muss auch unterwegs dabei sein.*

- Fläschchen und Zubehör
- Milch-Fertignahrung, Brei, Tee, (verdünnte) Säfte
- Gläschen mit Babykost
- Teller, Löffel, Becher, Lätzchen
- abgekochtes Wasser in der Thermoskanne
- Fläschchen-, Gläschenwärmer
- feuchten Waschlappen oder Reinigungstücher, Handtuch
- Windeln und Babypflege
- Schmusetier, Spielzeug, Kassetten
- Decke, Kissen
- Abfallbehälter

**Für die Größeren** gilt, je nach Alter, eine Kombination aus obigem und dem Proviant für die Eltern (s.u.).

## Reise gut planen

Egal, ob Sie mit dem Auto oder der Bahn verreisen, die Fahrt in die Ferien sollte nicht zum Stress werden, sondern bereits der erste Urlaubstag sein. Deshalb empfiehlt sich bei Bahnreisen die rechtzeitige Platzreservierung, spezielle Mutter-Kind-Abteile erleichtern die Fahrt. Das große Gepäck sollte frühzeitig aufgegeben werden, um Platz und die Hände für die Kinder frei zu haben.

Bei Fahrten im Auto spielt die Reisezeit bis zum Urlaubsziel eine große Rolle. Mehr als 6–8 Stunden sollten kleine Kinder nicht unterwegs sein, bei längeren Strecken empfiehlt sich eine Übernachtung. Etwa alle 2 Stunden sind Pausen angesagt, bei großer Hitze oder kurvenreichen Strecken auch häufiger. Bewegung an der frischen Luft hilft dabei sowohl Eltern als auch Kindern, neue Kräfte für die weitere Reise zu tanken. Quengelnde Kinder sind im Auto nämlich eine echte Tortur!

## Picknick unterwegs

Diese Pausen sollten Sie auch zum Essen nutzen. Etwa in Form eines kleinen Picknicks kann man dann in Ruhe die in der Kühltasche verpackten Snacks genießen. Dazu gehören neben lecker belegten Broten, die durch Beigabe eines Salatblattes saftiger schmecken, auch z.B. rohe Möhren oder vorbereitete Paprika- oder Gurkenstücke, und natürlich frisches Obst. Bei genügend Platz in der Kühlbox sind auch Fruchtjoghurt bzw. -quark oder ein leichter Nudel- oder Reissalat willkommen. Ein solcher Imbiss ist für größere Kinder und die Eltern sicher gesünder als große, komplette Mahlzeiten in einer Raststätte oder im Restaurant. Man fühlt sich frischer mit einem weniger gefüllten Magen, der dafür in kürzeren Abständen einen kleinen Snack bekommt.

Die Pause auf dem Parkplatz ist auch in der warmen Jahreszeit ideal zum Stillen, Fläschchengeben oder Füttern. Hier ist es bequemer und entspannter als während der Fahrt – und außerdem vermeiden Sie ein fleckiges Chaos im Autoinneren. Die in der Kühltasche mitgebrachten, vorbereiteten Milchfläschchen können Sie mit dem elektrischen Flaschenwärmer im Zigarettenanzünder des Autos oder in der Raststätte erwärmen. Abgekochtes Wasser in der Thermoskanne eignet sich zum Anrühren von Brei.

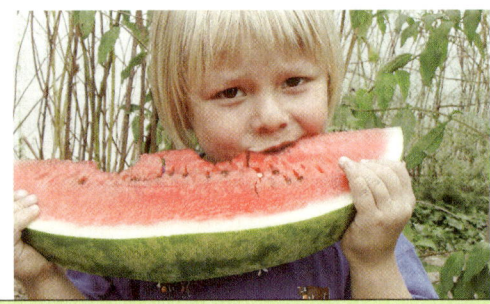

*Picknick ist für die Kleinen das Größte.*

Ganz wichtig ist natürlich auch das Trinken. Gerade bei großer Hitze oder auch trockener Klimaanlagenluft müssen ausreichend geeignete Getränke zur Verfügung stehen. Je nach Alter sind dies Babytee, verdünnte Fruchtsäfte oder Mineralwasser, für die Eltern auch Kaffee oder Tee.

Mit Bonbons, Schokolade und Keksen sollten Sie während der Fahrt vorsichtig sein. Schnell verderben sich Kinder daran den Magen, besonders, wenn sie sowieso zur Reisekrankheit neigen (hier hilft ein Präparat aus der Apotheke). Besser geeignet sind handlich geschnittene Obststückchen, die auch dem Fahrer zwischendurch in den Mund geschoben werden können, oder, für die Großen und Erwachsenen, zuckerfreier Kaugummi. Damit haben Sie nicht nur etwas zum Kauen, sondern ersetzen nach dem Essen auch die Zahnbürste. Und zum besseren Druckausgleich bei Gebirgsstrecken dient es auch.

So verpflegt, mit genügend Kassetten und Ratespielen versorgt, kann die ganze Familie schon entspannt am Urlaubsort ankommen und den wohlverdienten Urlaub in Ruhe genießen.

## *Darauf sollten Sie vor allem im Süden achten:*

- Für Babys und Kleinkinder ist das Trinkwasser in südlichen Urlaubsländern oft nicht geeignet. Verwenden Sie deshalb nur abgepacktes, unter Umständen sogar abgekochtes Mineralwasser für Ihre Kleinen!

- Obst und Gemüse generell vor dem Verzehr mit abgekochtem Wasser gründlich waschen, wenn möglich sogar besser schälen.

- Lebensmittel unterwegs (z.B. Strand, Ausflug) nur in der Kühltasche lagern!

- Fleisch-, Fisch- und Eierspeisen müssen durchgegart sein!

- Verzichten Sie auf Mayonnaise, lose angebotene Eiscreme (Softeis) sowie rohe Milch.

- Reichlich trinken nicht vergessen!

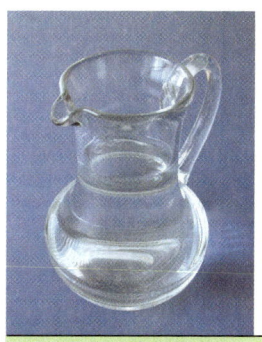

*Vorsicht bei Trinkwasser in heißen Ländern!*

## Nicht vergessen: die Reiseapotheke

Nicht vergessen dürfen Sie natürlich eine fachmännisch zusammengestellte Reiseapotheke. Je nach Urlaubsziel, Jahreszeit, Alter, Anzahl und Gesundheitszustand der Familienmitglieder wird Ihnen Ihr Apotheker gern behilflich sein, sinnvolle und notwendige Präparate auszuwählen, die Sie neben den persönlich benötigten individuellen Arzneien mit in den Urlaub nehmen sollten.

Sicher nicht fehlen wird in diesem Paket Wirksames gegen Reisekrankheit, Durchfall, Blähungen, Verstopfung und andere Magen-Darm-Beschwerden, dazu Fieberzäpfchen, Schmerztabletten, Thermometer, Sonnenschutzmittel mit unterschiedlichem Lichtschutzfaktor für die zarte Babyhaut und die bereits sonnengewöhnte Haut des sportlichen Papas, Schutz vor und Hilfe nach Insektenstichen, sowie ausreichend Pflaster, Verbandsmaterial, Desinfektionsmittel und Heilsalben für kleine Verletzungen.

Speziell für Ihr Baby sollten Sie vorsorglich an Heilnahrung und Tee denken, weil solches am Urlaubsort im Notfall vielleicht nur schwer zu beschaffen ist. Für sehr empfindliche Babys kann es sich auch empfehlen, die gewohnten Pflegemittel ausreichend mitzunehmen, weil sie im Ausland vielleicht nicht erhältlich sind. Gleiches gilt für spezielle Nahrung, z.B. hypoallergene Kost. Mit größeren Windelmengen müssen Sie Ihr sowieso schon umfangreiches Reisegepäck hingegen in der Regel nicht zusätzlich belasten, denn die sind wirklich überall zu bekommen.

So ausgerüstet wird der Urlaub für die ganze Familie zu einer wunderschönen, erholsamen Zeit miteinander.

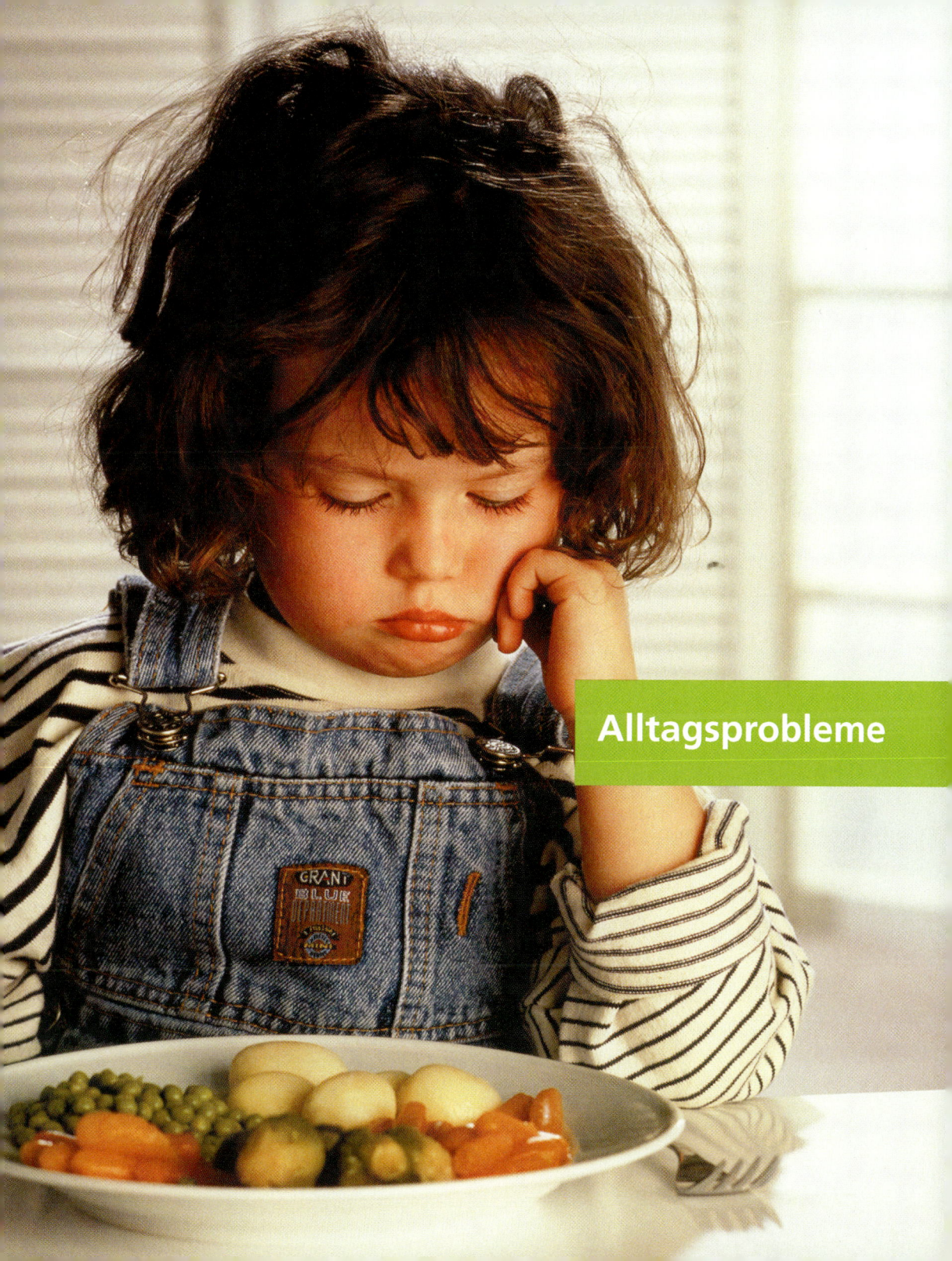

Alltagsprobleme

# „Das mag ich aber nicht!"

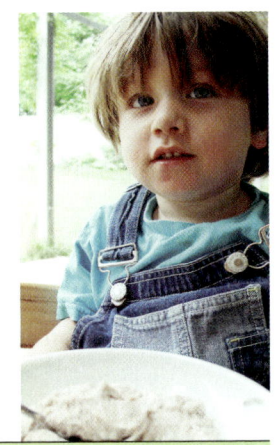

*Kinder können neugierig oder skeptisch sein, was neue Speisen betrifft.*

Kinder sind von Natur aus neugierig und möchten alles ausprobieren. Auch neue Nahrungsmittel und Speisen sind interessant, aber sie schmecken ihnen natürlich nicht immer. Im hohen Bogen werden sie dann ausgespuckt und zukünftig vehement abgelehnt, da hilft auch kein gutes Zureden. Urplötzlich kann sich dann aber die Meinung ändern: Dann ist das gestern noch gehasste Gurkenstück plötzlich der absolute Favorit auf dem Speiseplan des Knirpses! Warum? Keiner weiß es eigentlich so richtig. Vielleicht weil der Papa es so gerne mag?? Oder der Freund aus der Spielgruppe?? Die kleinen Feinschmecker sind halt immer wieder für eine Überraschung gut. So kann man auch beim Thema „Vorlieben und Abneigungen" nur zu viel Geduld raten!

## Hilfe – mein Kind isst kein Gemüse und keinen Salat!

Diese oft beharrliche Weigerung vieler Kinder, Gemüse oder Salat zu essen, treibt viele Mütter zeitweise regelrecht zur Verzweiflung, wissen sie doch über den gesundheitlichen Wert dieser Lebensmittel für ihren Sprössling genau Bescheid. Die Ablehnung bezieht sich oft nicht nur auf den vielerorts so unbeliebten Spinat, nein, auch andere Gemüse finden partout keinen Anklang beim Knirps, und mit Salat oder Rohkost kann man ihn auch nicht recht locken. Was soll man tun? Das Kind zum Essen zwingen und gleichzeitig Streit und Chaos um Tisch oder Hochstuhl herum vorprogrammieren? Natürlich nicht, besser ist es, die kritische Situation durch Verständnis und ein paar kleine Tricks zu entschärfen.

Die Vorlieben kleiner Kinder für bestimmte Speisen wechseln oft von Tag zu Tag. Ob Kinder ein Gericht mal mögen oder mal nicht, steht zum einen sicher mit dem noch nicht gefestigten Geschmack in Zusammenhang, kann aber auch an der Zubereitung, der Würzung, der Farbe des Gemüses und den Umständen beim Essen, z.B. der im Moment herrschenden familiären Atmosphäre, liegen. Auch die Einstellung von Eltern, Geschwistern oder Freunden spielt eine Rolle, denn selbst die bis gestern heißgeliebten Möhrchen werden plötzlich uninteressant, wenn das Kind merkt, dass die große Schwester sie nicht mag. Oder der bis dato abgelehnte Salat wird zum Renner, wenn der neue Spielkamerad ihn gerne isst. Viele pflanzliche Nahrungsmittel, vor allem Salat und Rohkost, werden beim „Essanfänger" oft wegen der ungewohnt harten, faserigen Konsistenz als fremd und unangenehm empfunden und anfangs abgelehnt. Das kann sich natürlich im Laufe der Entwicklung ändern. Deshalb sollte man generell momentan abgelehnte Gemüsesorten oder Salate nicht gänzlich vom Speisezettel streichen, sondern mit zeitlichem Abstand und eventuell anderer Zubereitung immer mal wieder anbieten.

Bevor nun der Verzehr von Gemüse oder Salat zum tägliche Kampf ausartet und trotz guten Zuredens und vorbildhaften Verhaltens nicht mehr zu gewinnen ist, sollten Sie versuchen, die Versorgung Ihres Kindes mit den wichtigen Nährstoffe des Gemüses/Salates (Vitamine, Mineralstoffe, Ballaststoffe) auf andere Weise zu sichern.

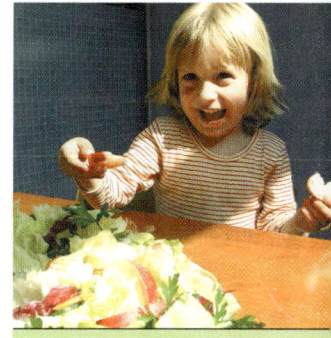

*Was gestern abgelehnt wurde, kann morgen der Hit sein.*

Zunächst sollten Sie herausfinden, ob andere Gemüsesorten als die bisherigen vielleicht besser angenommen werden. Auch die Zubereitung kann man variieren, z.B. eine schmackhafte Sauce zum Gemüse reichen, andere Gewürze verwenden, frische Kräuter darüber streuen oder – weil gerade bei Kindern Farben und Kontraste gut ankommen – mit einem Klecks Sahne oder Tomatenmark garnieren. Man kann auch versuchen, das Gemüse „zu verstecken", d.h. es überbacken, in Aufläufen unterbringen oder es püriert als Gemüsesoße oder -cremesuppe bzw. -saft anbieten. Als wahre „Renner" erweisen sich oft auch roter oder grüner Kartoffelbrei: Möhren oder Brokkoli pürieren und unbemerkt unter den „gemüsefreien" Kartoffelbrei mischen.

## Finger-Food ist beliebt bei Groß und Klein

Um das Kind über seinen Spieltrieb zum Gemüseessen zu bewegen, könnten Sie verschiedene bunte Gemüsestücke als Rohkost zum Knabbern anbieten und gesunde Dips aus lecker abgeschmeckten Quark- und Joghurtzubereitungen dazu stellen, in die das Kind die rohen oder gedünsteten Gemüsestücke eintauchen kann. Größere Kinder knabbern auch schon gern an gegrillten Maiskolben. „Finger-Food" ist bei Kindern jeden Alters beliebt!

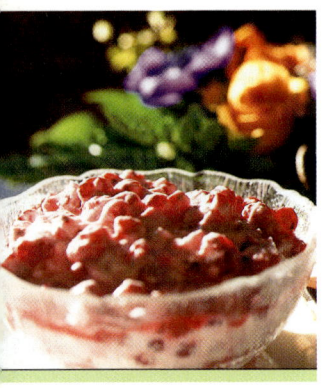

*Ideal für Groß und Klein: Quarkspeisen mit Früchten.*

Auch Abwechslung fürs Auge kann erfolgreich sein, mit viel Fantasie zubereitete Speisen könnten den Appetit auf Gemüse wieder wecken. Kinder freuen sich über lustige Verzierungen, denn bekanntlich „isst ja das Auge mit". Beispielsweise wird aus einer Quarkportion durch ein paar zurechtgeschnittene Gemüse- oder Rohkoststückchen gleich ein lachendes Clownsgesicht, oder gefüllte Gurkenhälften werden durch ein Segel aus Paprika schnell zum Piratenschiff. Der Fliegenpilz aus einem halben hartgekochten Ei mit Tomatenhut und Quarktupfer ist ein anderes Beispiel. Weitere Anregungen dazu können Sie einer Vielzahl guter Kochbücher für Kinder entnehmen, die im Buchhandel erhältlich sind.

Oft sind es nur Phasen, in denen das Kind nicht zum Gemüseverzehr zu bewegen ist. Wird die Ablehnung jedoch zum Dauerzustand und alle Bemühungen schlagen fehl, dann müssen Sie versuchen, über andere Nahrungsmittel einen Ausgleich zu schaffen. Geben Sie Ihrem Kind reichlich frisch zubereitete Kartoffeln und viel frisches Obst. Auch Obst- und Gemüsesäfte tragen zur Vitamin- und Mineralstoffversorgung bei. In größerem Abstand sollten Sie jedoch immer wieder versuchen, Ihrem Kind Gemüse/Salat anzubieten, zum Probieren zunächst in sehr kleinen Mengen.

Obst essen eigentlich alle Kinder gern, hier werden manchmal nur einzelne Sorten abgelehnt. Bei unserer Riesenauswahl ist es aber kein Problem, den Geschmack der Kinder zu treffen. Abwechslung steigert die Attraktivität. Am besten ist es natürlich, immer das frische Obst der Saison anzubieten, damit die Kinder langsam auch ein Gefühl für ihre Umwelt bekommen . Bei „faulen" Obstessern hat es sich übrigens bewährt, Obsthäppchen vorzubereiten und griffbereit zu stellen. Oder für die Größeren Obstspieße, abwechselnd mit frischen oder auch getrockneten Fruchtstückchen, bereit zu haben. Ganz nebenbei vertilgen so auch Kinder, die eigentlich keine Lust haben, Obst zu essen, ihre Portion Gesundheit. Zudem lässt sich Obst wunderbar in Quarkspeisen oder Milchshakes unterbringen. Und wenn das alles nicht hilft, liefert auch reiner Fruchtsaft wichtige Mineralstoffe und Vitamine.

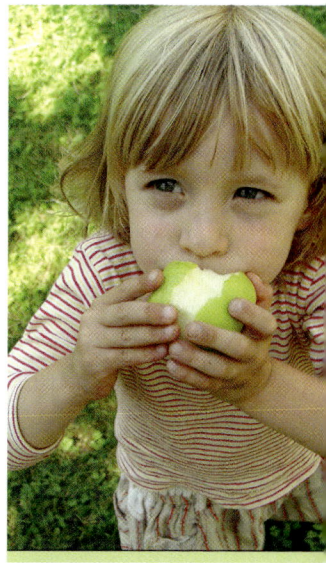

*Gesund und lecker: frisches Obst, am besten zum Knabbern.*

## Fazit:

Wenn die Ernährung des Kindes grundsätzlich abwechslungsreich und ausgewogen ist, Obst, Kartoffeln und Hülsenfrüchte akzeptiert werden und auch gegen Säfte keine Aversion besteht, dann gibt es keinen Grund zur Sorge, auch wenn Sie mit Gemüse oder Salat zeitweise „keinen Blumentopf gewinnen" können.

## *Hilfe – mein Kind trinkt keine Milch*

Reine Trinkmilch wird von Kindern manchmal abgelehnt. Damit aber die wichtigen Milchinhaltsstoffe, z.B. das für das Wachstum so wichtige Calcium, nicht zu kurz kommen, kann man Milch auch in anderer Form aufnehmen. Es bieten sich zum Beispiel Joghurt, Quark, Buttermilch, Kefir, Molke und Käse an. Der Vorteil von diesen Milch-

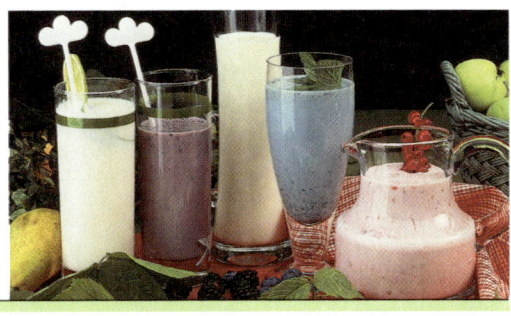

produkten ist unter anderem der, dass man sie sowohl süß als auch pikant zubereiten kann, also sowohl Kräuterquark als auch Früchtequark daraus zaubern kann. Irgendeine Variante davon schmeckt sicher auch Milchmuffeln, denen man das Getränk übrigens auch durch Kakao oder als fruchtigen Milchshake (ohne oder nur mit wenig Zucker!) schmackhaft machen kann!

*Milch ist vielseitig zu verwenden.*

Interessant wird es auch, wenn man zuhause den Joghurt selber macht (Geräte gibt es im Handel). Aber das greift erst ab Kindergartenalter. Und Käse gewinnt viel an Attraktivität, wenn man für witzige Darreichung sorgt: So kann man aus Käsescheiben mit kleinen Ausstechförmchen nette Figuren zaubern, mit denen man das Brot „garniert" oder die man zusammen mit Gurken- oder Tomatenscheiben auf bunte Spieße setzt. Oder man wälzt kleine Frischkäsekugeln in nicht so scharfen, bunten Gewürzen, Kräutern oder Samen: z.B. Schnittlauchröllchen, gehackte Petersilie, mildes Paprikapulver, Sesamsamen oder Mohn.

## Hilfe – mein Kind isst kein Fleisch

Viele (ältere) Kinder essen kein Fleisch, weil sie Tiere lieben und ihre Lieblinge natürlich nicht verspeisen möchten. Das muss man akzeptieren. Vielleicht ändern sie ihre Meinung auch bald wieder. Kleinen Kindern gefällt oft die festere Konsistenz von Fleisch nicht, weil sie vielleicht (noch) etwas kaufaul sind. Hier kann man durch zartes Geflügelfleisch oder notfalls Pürieren Abhilfe schaffen oder auf Hackfleisch ausweichen. So kann man es auch „heimlich" anderen Speisen wie Soßen oder Suppen beimischen. Wenn die Ablehnung von Fleisch und Fleischwaren jedoch konsequent und von Dauer ist, müssen Eltern besonders darauf achten, dass der Nachwuchs trotzdem alle Nährstoffe in ausreichender Menge erhält, die für seine gesunde Entwicklung notwendig sind.

Der wichtigste kritische Nährstoff bei fleischfreier Ernährung ist das Eisen. Ein ständiger Eisenmangel verursacht Blutarmut (Anämie), verbunden mit allgemeiner Schwäche, Entwicklungsstörungen und einem Abfall der körperlichen und geistigen Leistungsfähigkeit. In der zweiten Hälfte des 1. Lebensjahres sind Babys Eisenspeicher, die es von der Mutter mitbekommen hat, langsam aufgebraucht, denn Milch liefert nicht viel Eisen. Deshalb bekommt es ja jetzt den Gemüse-Kartoffel-Fleisch-Brei, der in der Regel auch akzeptiert wird. Kritisch kann es werden, wenn der Knirps mit am Tisch sitzt und partout kein Fleisch essen mag. Können Sie ihn jedoch mit magerer Wurst oder gekochtem Schinken locken, ist das Problem schon nicht mehr so groß.

Das Problem bei fleischfreier (-armer) Ernährung ist folgendes: Die Verfügbarkeit von Eisen aus pflanzlichen Lebensmitteln ist geringer als aus tierischen Produkten. Sie wird durch pflanzliche Inhaltsstoffe beeinträchtigt, so dass sie nur etwa 2–5 Prozent beträgt. Aus Fleisch dagegen ist Eisen zu etwa 20 % verfügbar. Werden zu eisenreichen pflanzlichen Lebensmitteln jedoch gleichzeitig Vitamin-C-reiche Produkte verzehrt (z. B. Orangensaft zu Vollkornbrot) verbessert sich die Eisenverfügbarkeit.

Auch die Eiweißversorgung kann bei völlig fleischfreier Ernährung kritisch werden. Pflanzliches Eiweiß besitzt eine geringere biologische Wertigkeit als tierisches. Um diese zu verbessern, sollten bestimmte pflanzliche Lebensmittel, die sich in ihrer Aminosäurestruktur (Eiweißbausteine) gegenseitig ergänzen, kombiniert gegessen werden (z. B. Getreide mit Hülsenfrüchten). Auch die Kombination von Milch und pflanzlichen Produkten steigert die biologische Wertigkeit beträchtlich. Wenn Sie diese Kombinationsmöglichkeiten sowie die unten stehenden Tipps berücksichtigen, vermeiden Sie eine Eiweißunterversorgung, die bei Säuglingen und Kleinkindern zu Wachstumsstörungen führen und sogar lebensbedrohlich sein kann.

*Tipps* – zur vollwertigen Ernährung bei fleischfreier (-armer) Kost:

- Ernähren Sie Ihr Kind so abwechslungsreich wie möglich. Einseitigkeit verhindert eine ausreichende Nährstoffaufnahme.

- Zwingen Sie es nicht, Fleisch/Wurst zu essen, wenn es sie partout ablehnt.

- Geben Sie Ihrem Kind eisenreiche pflanzliche Lebensmittel wie z.B. Hirse oder Vollkorngetreide immer in Kombination mit Vitamin-C-reichem Obst (z.B. Orangen), Säften oder Gemüse (Paprika, Brokkoli, Sauerkraut etc.). Das verbessert die Eisenverfügbarkeit aus pflanzlichen Lebensmitteln.

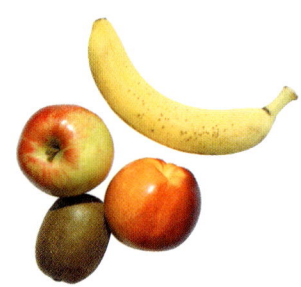

- Verwenden Sie ausschließlich Jodsalz und damit hergestellte Produkte.

- Den notwendigen Eiweißbedarf kann man vor allem durch Hülsenfrüchte, Kartoffeln, Nüsse, Getreide, Soja- und vor allem mit Milch(-produkten) decken.

- Kombinieren Sie verschiedene proteinreiche Lebensmittel in einer Mahlzeit, z. B. Milch und Kartoffeln, Kartoffeln und Hülsenfrüchte oder Kartoffeln und Eier. Dadurch können Sie eine ausreichende Eiweißversorgung Ihres Kindes gewährleisten, auch Käse ist gut geeignet (z. B. Überbacken von Gemüse).

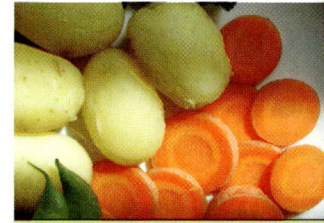

*Kartoffeln und Gemüse sind eine gute Basis für die gesunde Ernährumg.*

- Der Verzehr von Fisch (vor allem Seefisch) in einer fleischfreien Ernährung verbessert die Nährstoffversorgung.

- Hochwertiges Weizen- und Maiskeimöl sowie Olivenöl liefern wichtige Fettsäuren.

- Die Zugabe von Bierhefe erhöht den Vitamin-B-Gehalt der Speisen.

- Nüsse und Trockenfrüchte sind gesunde Schleckereien für die etwas Größeren.

### Hilfe – mein Kind mag keinen Fisch

Wenn Kinder Fisch ablehnen, muss es nicht unbedingt am Fischgeschmack liegen. Meist sind es die lästigen Gräten, die Kindern die Freude am Fischessen verderben. Hier kann man leicht abhelfen, indem man nur Fischfilets verwendet. Diese kann man, je nach Alter des Kindes, dünsten, braten, grillen oder als mariniertes Heringsfilet auf den Tisch bringen. Wichtig sind dazu leckere Saucen und reichlich Kartoffeln oder Reis, damit man den intensiven Fischgeschmack etwas „verdünnen" kann. Auch Fischstäbchen oder -frikadellen werden von vielen Kinder akzeptiert. Sollte Ihr Kind jedoch Fisch in jeder Form ablehnen, ist es um so wichtiger, die Jodversorgung über den ausschließlichen Gebrauch von jodiertem Speisesalz zu sichern.

### Hilfe – mein Kind isst liebend gerne Fastfood

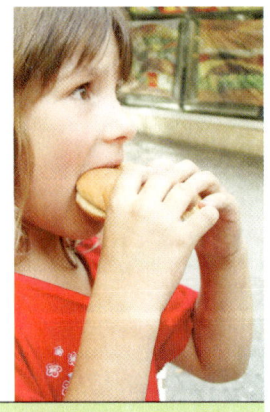

*Ab und zu ist auch Fastfood erlaubt.*

Dieses Problem tritt wohl kaum in den ersten 2 bis 3 Lebensjahren auf, aber bereits Vierjährige sind häufig schon treue Anhänger von Fastfood-Ketten. Hier kann man nur sagen: Wehret den Anfängen! Je später Ihr Kind mit dieser Kostform in Berührung kommt, desto besser! Ganz fernhalten werden Sie es jedoch nicht können, Verbote würden als Kriegserklärung aufgefasst. Deshalb wäre das nicht der richtige Weg, aber es gibt Möglichkeiten, den Frieden zu erhalten und trotzdem ein „gutes Ernährungsgewissen" zu behalten.

Zum einen ist die Frage nach gesund oder ungesund natürlich eine Frage der Häufigkeit. Täglich Fastfood ist schlecht, einmal im Monat bei größeren Kindern aber kein Problem. Pommes, Pizza, Hamburger und all die anderen bei den Kids voll im Trend liegenden Speisen zeichnen sich häufig durch einen (zu) hohen Fett- und Salzgehalt aus, Milchmix- und Colagetränke sind zu süß, insgesamt ist Fastfood also sehr kalorienreich (siehe Tabelle S. 62). Daneben fehlen Vitamine, Mineralstoffe und Ballaststoffe, so dass eine einseitige Ernährung mit diesen Produkten zu Mangelerscheinungen und Übergewicht führen kann. Beispielsweise hat ein 6-jähriges Kind mit einem Hamburger, 1 Portion Pommes und 1 Milchshake locker 1000 kcal aufgenommen, das sind mehr als zwei Drittel seines Tagesbedarfs! Und der Salat mit dem kalorienreichen Dressing ist auch nur pseudo-gesund. Zudem trägt das oft hektische Essen in Fastfood-Restaurants nicht zur Ausprägung guter Ernährungsgewohnheiten bei: Kalorienreiches wird auf die Schnelle verdrückt, Geschmackserlebnis und Nährwert werden zur Nebensache. Hinzu kommt, dass die meisten dieser Produkte nicht lange sättigen.

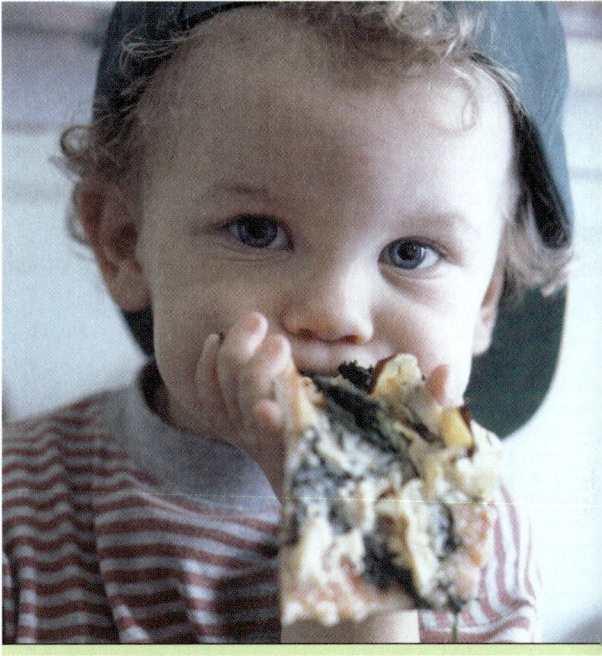

*Finger-Food macht Spaß!*

Andererseits haben natürlich auch Kinder ihre Lieblingsspeisen, deren Konsum durch geschickte Werbe- und Verkaufsstrategien noch gefördert wird. Hinzu kommen für die Kids ansprechende „Drumrum-Angebote" wie Spielplatz, Luftballons, Malbücher, Spiele, Mützen und T-Shirts, die einen Besuch im „Erlebnisrestaurant" fast noch attraktiver machen als das Essens-Angebot. Verbieten nützt also nicht, besser ist es, den Fastfood-Verzehr so lange hinaus zu schieben wie möglich und ihn dann zu reglementieren, ihn also als Ausnahme zu akzeptieren und ihn so zu etwas Besonderem zu machen. Wenn dann zuhause die Ernährung ausgewogen und gesund ist mit Vollkornprodukten, Obst, Gemüse und Milch, dann dürfen sich die Kids ohne gesundheitliche Folgen gelegentlich ruhig ihre Fastfood-Lieblinge schmecken lassen.

Natürlich kann man auch zuhause Hamburger, Pizza und Pommes selber machen und dabei durch die Zutaten sowie bewusst fett- und salzarme Zubereitung ein gesundes Lieblingsgericht zaubern. Lassen Sie die Kinder doch mithelfen! Die Pizza wird nicht in Öl ertränkt und mit fetter Salami belegt, sondern mit viel frischen Champignons, Tomaten, Zwiebeln, magerem Schinken. Die Pommes frites werden ohne Fett auf dem Backblech zubereitet und anschließend auf Küchenpapier von überschüssigem Fett befreit. Der Hamburger (Vollkornbrötchen) enthält mageres Fleisch und viele Gurken- und Tomatenscheiben, und als Beilage gibt es einen leckeren frischen Salat. Und wenn es dann noch einen Obstsalat zum Nachtisch gibt, hat`s sicher ebenso gut geschmeckt wie im Restaurant – und war nebenbei auch noch gesünder!

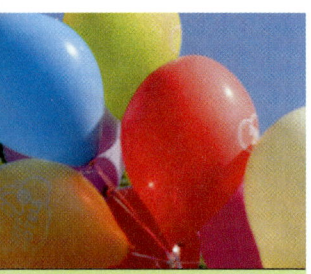

*Kinder werden schon frühzeitig als „Kunden" entdeckt.*

## *Energiegehalt von Fastfood-Produkten pro Portion*

(nach Herstellerangaben McDonald`s)

| | |
|---|---|
| Cheeseburger | 303 kcal |
| Hamburger | 254 |
| Hamburger Royal | 517 |
| Hamburger Royal TS | 561 |
| Big Mäc | 505 |
| Fischmäc | 382 |
| McRib | 476 |
| McChicken | 459 |
| Chicken McNuggets 6er | 205 |
| Gemüse Mäc | 486 |
| Pommes frites | 321 |

| | |
|---|---|
| Donuts Zucker | 296 |
| Donuts Schoko | 322 |
| Apfeltasche | 220 |
| Kirschtasche | 241 |
| Milchshake Erdbeere | 290 |
| Milchshake Vanille | 293 |
| Milchshake Schoko | 304 |
| Sundae Eis mit Karamelsauce | 281 |

# Naschen verboten?

## Das Problem mit den Süßigkeiten – oder vom richtigen Umgang damit

Wissenschaftliche Untersuchungen haben belegt, dass die geschmackliche Vorliebe für „süß" angeboren ist. Bereits Säuglinge reagieren deutlich darauf. Verständlich ist deshalb das Verlangen von Kindern (und vielen Erwachsenen) nach süßen Nahrungsmitteln und Getränken. Grundsätzlich ist dagegen in gewissem Rahmen nichts einzuwenden, nur das Maß muss stimmen. Wenn aber das Verlangen nach Süßem schon fast suchthaften Charakter annimmt, wenn man sich damit tröstet, Unmut oder Langeweile vertreiben will, ist schnell der Punkt erreicht, an dem die Ernährung unausgewogen wird. Übergewicht droht und nicht zuletzt leiden die Zähnchen.

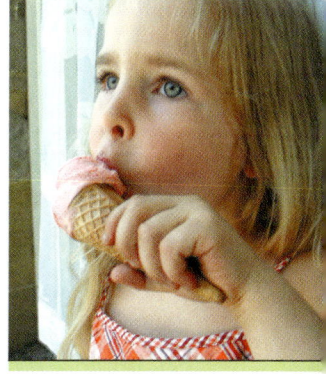

*Ganz ohne Süßes geht es nicht!*

Häufig wird übermäßiger Süßigkeitenkonsum bei Kindern auch durch falsches Verhalten der Erwachsenen unterstützt: Etwa das süße Mitbringsel der Oma, die Tafel Schokolade als Trost für ein aufgeschlagenes Knie, die Süßigkeit als Betthupferl usw. Nicht zu unterschätzen sind natürlich auch Werbung und geschickte Platzierung von Süßigkeiten im Handel, die bereits von den Kleinsten wahrgenommen werden.

Der Süßigkeitenkonsum sollte, je nach Alter, 100 bis 200 kcal nicht überschreiten. Das entspricht etwa 20 Gummibärchen, oder 5 Stückchen Schokolade oder 6 Vollkornkeksen. Diese Menge reduziert sich aber, wenn zusätzlich Nuß-Nougat-Creme, süße Getränke oder andere Leckereien verzehrt werden.

## Energiegehalt einiger Süßigkeiten und Nschereien

| Produkt | kcal pro Riegel |
|---|---|
| Mars | 262 |
| Mars Snack Size | 339 |
| Mars Mandel | 246 |
| Milky Way | 113 |
| Milky Way Safari | 92 |
| Milky Way Crispy Rolls | 131 |
| Milky Way Sandwich | 135 |
| Snickers | 301 |
| Snickers King Size | 377 |
| Twix | 287 |
| Twix King Size | 420 |
| Bounty | 268 |
| Bounty zartherb | 269 |
| Bounty Trio | 403 |
| M&M's Choco | 214 |
| M&M's Peanut | 231 |
| Balisto Korn-Mix | 212 |
| Balisto Müsli-Mix | 214 |
| Balisto Joghurt-Beeren-Mix | 212 |
| Banjo | 171 |
| Ceralisto Erdnuss | 194 |
| Ceralisto Joghurt-creme | 181 |
| Ceralisto Choco | 191 |

| Produkt | kcal pro Stück |
|---|---|
| Cornetto Schokolade | 252 |
| Cornetto Haselnuss | 243 |
| Cornetto Erdbeer | 189 |
| Cornetto Bottermelk-Zitrone | 186 |
| Magnum Mandel | 323 |
| Magnum Classic | 293 |
| Magnum Weiß | 309 |
| Magnum Orange Chocolate | 293 |
| Magnum Double | 390 |
| Winner Taco | 310 |
| Calippo Blizz Pink Grapefruit | 102 |
| Calippo Blizz Cola | 87 |
| Calippo Limette | 99 |
| Calippo Orange | 102 |
| Nogger Original | 233 |
| Nogger Choc | 286 |
| Cuja Mara Split | 96 |
| Domino | 134 |
| Happen | 92 |
| Ed von Schleck | 115 |
| Colori | 26 |
| Capri | 53 |
| Max Mini Stick Erdbeer | 41 |
| Max Mini Stick Vanille | 46 |
| Kick off | 121 |
| Mister Long | 78 |
| Mister Long Choc | 352 |
| Solero Citrus | 135 |
| Solero Exotik | 157 |
| Solero Waldfrucht | 125 |

| Produkt | kcal pro 100 g |
|---|---|
| Lakritz-Konfekt | 354 |
| Lakritz-Schnecken | 294 |
| Lakritz Katinchen | 320 |
| Lakritz Stafetten | 345 |
| Color-Rado | 342 |
| Goldbären, Happy Cola, Weinland (Fruchtgummi) | 340 |
| Tutti-Frutti | 349 |
| Saure Pommes | 340 |
| Tropi Frutti | 350 |
| | |
| Crunchips | 524 |
| Chipsletten | 511 |
| Peppies | 480 |
| Monster Munch | 509 |
| Club-Kräck Salz | 475 |
| Club-Kräck Cheese | 490 |
| Club-Kräck Pizza | 540 |
| Erdnusslocken | 485 |
| Salzletten | 405 |
| Nic Nac`s | 540 |
| | |
| Kinderschokolade, 1 Tafel, 100 g | 558 |
| Milchschnitte, 1 Stück | 117 |
| Kinder Happy Hippo Snack, 100 g | 561 |
| Kinder Schoko Bons, 1 Stück | 33 |
| Nutella, 1 Portion, 25 g | 128 |
| Kinder Country, 1 Riegel | 131 |
| Kinder Pingui, 1 Stück | 136 |

Um das geschmackliche Bedürfnis nach „süß" zu befriedigen, gibt es auch gesunde Alternativen; Obst, Trockenfrüchte, verdünnte Fruchtsäfte, Milchprodukte mit (ungezuckerten) Fruchtzubereitungen und – als Ausnahme – Süßstoff und damit gesüßte Speisen und Getränke (z.B. „light"-Getränke). Falsch wäre es jedoch, diese künstlich gesüßten Produkte in unbegrenzter Menge zu gestatten, da damit das Ernährungsverhalten nicht geändert, das Bedürfnis nach dem süßen Geschmack nicht reduziert wird. Besser ist es, sie als Ausnahme zuzulassen, aber ansonsten zu versuchen, dem Kind zu zeigen, dass etwas weniger süß auch gut schmecken kann. Die Umgebung sollte natürlich mit gutem Beispiel vorangehen: Erwachsene werden schnell unglaubwürdig, wenn sie einerseits gegen Süßigkeiten „wettern", sie andererseits aber häufig selbst essen.

Süßigkeiten sind für die Zähne besonders schädlich, wenn sie zwischendurch verzehrt werden. Klebrige Süßigkeiten, z.B. karamelhaltige Bonbons und Riegel, schädigen die Zähne am stärksten und sollten daher möglichst gänzlich gemieden werden. Der Verzehr von Süßigkeiten vor den Mahlzeiten verdirbt den Appetit. Deshalb sollten zuckerhaltige Produkte am besten nach den Mahlzeiten als Dessert oder als selbstständige Zwischenmahlzeit gegessen werden. Anschließend müssen die Zähne geputzt werden.

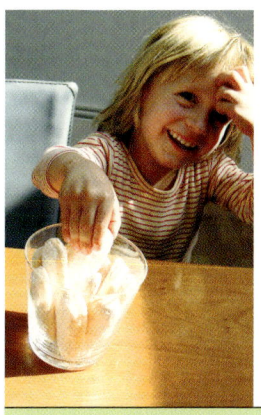

*Kinder müssen lernen, mit Süßem richtig umzugehen.*

## *Der Umgang mit Süßem in der Praxis*

Aus psychologischer Sicht ist es unsinnig, den Verzehr von Naschereien und gesüßten Produkten bei Kindern streng reglementieren zu wollen. Verbote steigern nur ihre Attraktivität und bewirken letztlich gar nichts – außer Stress in der Familie. Das liegt nicht zuletzt auch daran, dass der Begriff „Gesundheit" oder „Vorbeugung" für Kinder völlig abstrakt und gedanklich nicht nachzuvollziehen ist. Entsprechend werden auch keine Verhaltenskonsequenzen daraus gezogen.

Entscheidender ist es, den Kindern den richtigen Umgang mit ihren Süßigkeiten nahe zu bringen. Beispielsweise kann man ihnen ab Kindergartenalter pro Woche ein bestimmtes Quantum in einer speziellen „Bonbon-Kiste" oder „Schatztruhe" zur freien Verfügung geben, das sie sich aber selbst einteilen müssen. Ist am ersten Tag bereits alles vertilgt, gibt es für den Rest der Woche nichts mehr. „Sparsame" Kinder behalten am Ende der Woche vielleicht sogar noch etwas übrig. So lernen sie einerseits das Einteilen, andererseits erhöht sich auch der Wert des „knappen Gutes".

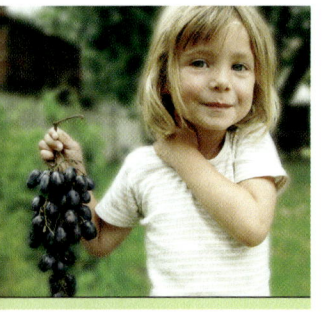

*Es gibt auch gesunde Alternativen...*

Jede Familie sollte ihren eigenen Weg für den Umgang mit Süßigkeiten wählen.

- Wichtig ist dabei, dass sich auch die Erwachsenen an die Spielregeln halten und durch vorbildliches Verhalten Kindern den Umgang mit süßen Lebensmitteln und Getränken erleichtern.

- Der Zuckerverbrauch sollte von vorn herein niedrig sein, Zucker in der Küche sparsam wie ein Gewürz verwendet werden. Bei Gewöhnung schmecken auch kleinere Mengen von Zucker ausreichend süß, ohne das Essvergnügen zu beeinträchtigen.

- Der natürliche Zuckergehalt von Lebensmitteln, beispielsweise Obst, tritt so wieder mehr in den Vordergrund und hilft, das Süßbedürfnis zu befriedigen.

- Süßigkeiten dürfen nicht frei herumliegen und zum Naschen verführen.

- Je früher man beginnt, den Kindern auch weniger stark gesüßte Speisen anzubieten, desto leichter ist es, übermäßigen Zuckerkonsum zu vermeiden. Das beginnt bereits im Säuglingsalter durch die Verwendung von ungesüßtem Tee und Mineralwasser als Getränke, statt süßen Fertigtees und süßen Säften.

## Fazit:

Wenn Kinder vollwertig ernährt werden und ihre Energie- und Nährstoffzufuhr richtig gestaltet ist, müssen sie nicht auf „süße Dinge" verzichten. Wichtig ist es jedoch, ihnen frühzeitig den richtigen Umgang mit Süßem beizubringen und sich als Eltern/Betreuer vorbildhaft zu verhalten.

*Fruchtquark ist eine gute Alternative zu Süßigkeiten.*

## Wie sinnvoll sind spezielle Kinderlebensmittel?

Die Lebensmittelindustrie bietet immer mehr so genannte Kinderlebensmittel an, die einerseits typischen Essvorlieben der Kids entgegen kommen, andererseits zur Beruhigung der Eltern angereichert sind mit Vitaminen und Mineralstoffen. Brauchen Kinder diese Produkte?

Untersuchungen haben ergeben, dass sich die meisten speziellen Kinderlebensmittel nicht von anderen, vergleichbaren Produkten auf dem Markt unterscheiden. Verpackung und Werbung allein vermitteln die Notwendigkeit, sie für die Kinder zu kaufen. Die Mehrzahl der Kinderlebensmittel sind darüber hinaus Süßprodukte, also Dinge, die die Kinder sowieso nur gelegentlich essen sollten. Zudem sind sie überwiegend hochverarbeitet und mit Zusatzstoffen (Farbe, Aroma, Konservierung) angereichert. Grundsätzlich gilt, dass nach dem Kleinkindalter spezielle Kinderlebensmittel zur Ernährung nicht mehr nötig sind. Das normale Angebot reicht völlig aus. Allerdings suggerieren Werbung und Produktpräsentation eine Notwendigkeit, der sich wenige Erwachsene – und noch weniger Kinder – widersetzen können. Man kauft also die vermeintlich wertvolleren Produkte, oft zu einem überhöhten Preis, um den Wünschen der Kinder gerecht zu werden und mögliche Nährstoffdefizite auszugleichen. Leider geht der Trend in vielen Familien heute dahin, das Gewissen mit vitaminisierten Produkten zu beruhigen, anstatt die Grundernährung der Kinder gesund zu gestalten. Mit ein wenig Überzeugungskraft gelingt es auch, spezielle „Kinderlebensmittel" zuhause selbst zu machen. Wenn man mit den Kindern zusammen zum Beispiel einen Erdbeerquark zubereitet, der für Erwachsene verboten ist oder die Speisen speziell für die Kinder in besondere (lustige) Gefäße füllt, erhöht man automatisch die Attraktivität dieser Gerichte. Und wehe, Papa will davon naschen!

Grundsätzlich sollten die Kinder auch daheim das Gefühl bekommen, dass Essen nicht nur Nahrungsaufnahme ist, sondern auch Erlebnis sein kann. Ganz wichtig ist dabei natürlich, dass die ganze Familie mitmacht und gemeinsam am Tisch sitzt. Dann kann man den Spaß am (gesunden) Essen fördern durch hübsche Tischdekorationen oder ein spezielles Motto, unter dem die Mahlzeit steht. Hierbei haben natürlich die Kinder oberstes Mitspracherecht. Und mit einem Abendessen vom Grill kann man auch zuhause „Erlebnisgastronomie" präsentieren, die durch entsprechende Verkleidung (z.B. Wilder Westen) noch zu steigern ist.

## *Fazit:*

Spezielle Kinderlebensmittel sind spätestens dann nicht mehr nötig, wenn Ihr Kind voll an der Familienkost teilnehmen kann. Kinder legen jedoch großen Wert auf diese Spezialprodukte, da sie ihnen das Gefühl geben, etwas Besonderes zu sein. Gleiches kann man aber auch im häuslichen Rahmen anbieten, wenn man spezielle Kindermahlzeiten mit „Drum rum" in den Alltag einstreut.

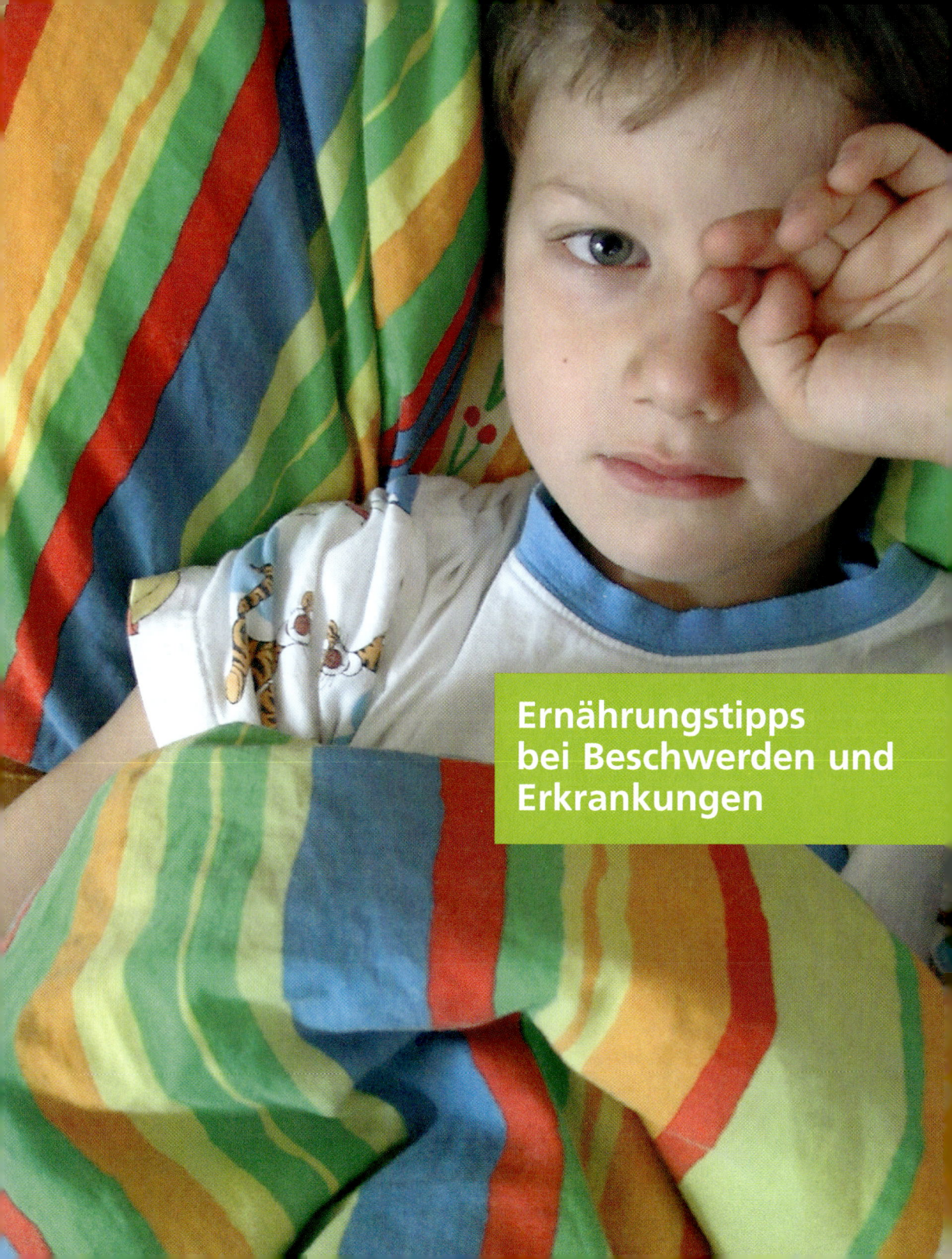

**Ernährungstipps
bei Beschwerden und
Erkrankungen**

# Blähungen

Welche Mutter kennt das nicht: Das Kind schreit ohne ersichtlichen Grund, zieht die Beinchen an den Bauch, krümmt sich und lässt sich auch auf dem Arm nicht beruhigen. Eine Veränderung der Körperhaltung verstärkt das Unwohlsein eher noch. Häufige Ursache hierfür: Blähungen (Gasbildung im Magen-Darm-Kanal).

Blähungen treten oft schon gehäuft in den ersten drei Lebensmonaten auf, man spricht deshalb hier auch von den „Drei-Monats-Koliken". Blähungen treten sowohl bei mit der Flasche gefütterten Babys als auch bei Brustkindern auf, bei letzteren jedoch weniger häufig. Der Grund liegt darin, dass die Muttermilch durch ihre arteigene Zusammensetzung leichter verdaulich und für den kleinen Magen-Darm-Trakt problemloser zu verarbeiten ist. Blähungen können unterschiedlich stark sein und durch den Druck der Darmgase im Bäuchlein auch mit heftigen Bauchkrämpfen einhergehen. Die Kinder schreien bei Blähungen nicht nur vor Schmerzen, sie versuchen dadurch auch den Spannungszustand des Bauches, der durch die Blähungen entsteht, abzubauen.

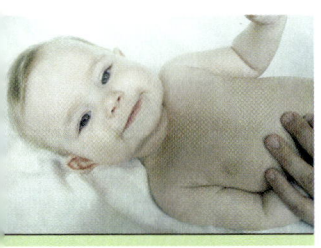

*Mit schmerzhaften Blähungen haben mitunter schon die Kleinsten zu kämpfen.*

Wenn Sie mit dem Zufüttern von Gemüse und Brei beginnen, können in der Anfangszeit auch häufig leichte Blähungen auftreten. Das hat nichts zu sagen, solange das Baby nicht Durchfall bekommt oder der Stuhl schleimig wird. Es empfiehlt sich aber in jedem Fall, mit dem Zufüttern von Gemüse bei empfindlichen Babys langsam anzufangen und die Mengen erst nach und nach zu steigern, bis die Verdauung des Kindes gut damit fertig wird.

## So können Sie helfen

Um die Leiden Ihres von Blähungen geplagten Babys zu lindern, sollten Sie ihm so viel Bewegung wie möglich verschaffen. Lassen Sie es strampeln, entfernen Sie alle einengenden Kleidungsstücke, und erhöhen Sie seine Bewegungsfreiheit so weit wie möglich. Mit einer leichten Massage des Bäuchleins können Sie ebenfalls das Abgehen der Darmgase erleichtern. Sie streichen dabei mit der warmen Hand leicht von rechts nach links unter der Nabelgegend. Sie unterstützen so das Abgehen der Blähungen, indem Sie die Gase, dem Verlauf des Dickdarms entsprechend, Richtung Darmausgang drücken. Besonders wirkungsvoll ist diese Massage im abendlichen Bad durch die Wärme des Badewassers. Man massiert hierbei mit der leicht eingeseiften Hand und dreht danach das Kind im Wasser auf den Bauch.

Sehr starke Blähungsbeschwerden können Sie erleichtern, wenn Sie eine schwachgefüllte lauwarme Babywärmflasche auf das Bäuchlein des auf der linken Seite liegenden Kindes legen. Auch so wird das Abgehen der Blähungen durch den Darmausgang unterstützt. Oder Sie nehmen das Kind mit dem Bauch nach unten auf den Arm, legen Ihre warme Hand unter den Bauch und klopfen mit der anderen leicht auf den kleinen Po. Mit dem ständigen Herumtragen des kleinen Schreihalses sollten Sie jedoch zurückhaltend sein, denn zu leicht gewöhnt er sich daran.

Blähungsbeschwerden lassen übrigens mit zunehmendem Alter von allein nach, wenn das Kind sich mehr bewegt und dadurch seine Verdauung aktiv anregt. Treten Blähungen auch jenseits des Säuglingsalter häufig auf, so sollten Sie überlegen, welche Speisen Sie Ihrem Sprössling gegeben haben. Verdächtig sind oft Zwiebeln, Bohnen, Kohl, Erbsen in größeren Mengen, andere Hülsenfrüchte, Kir-

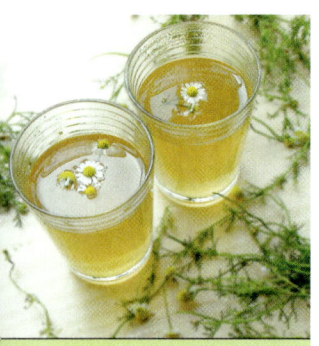

*Spezielle Tees lindern Blähungen.*

schen oder Pflaumen, sowie frisches Brot und Gebäck. Diese Nahrungsmittel sind aufgrund ihrer Zusammensetzung relativ schwer verdaulich und verursachen beim noch nicht voll ausgereiften kindlichen Verdauungstrakt oft eine starke Gasbildung. Vermeiden Sie das verdächtige Lebensmittel oder geben Sie es zukünftig nur in kleinen Mengen, weil dadurch die Belastung für den Magen-Darm-Trakt geringer ist.

Außerdem können Sie versuchen, den Blähungen mit zwischendurch verabreichten zuckerfreien Tees, die Kümmel, Fenchel, Anis und/oder Kamille enthalten, zu begegnen. Ihre Apotheke kann Ihnen hier eine Auswahl anbieten. Auch spezielle Tropfen können Sie dort bekommen, die helfen, wenn der kleine Bauch sich bläht. Ihre Wirkung beruht darauf, dass sie den Darminhalt „entschäumen", also Luftbläschen im Darm auflösen, und so zuverlässig und unschädlich bei schmerzhaften Blähungen helfen.

## Durchfall

Nicht nur in der warmen Jahreszeit und auf Reisen sind Durchfälle bei Kindern ein häufiges Krankheitsbild. Die Ursachen können vielfältig sein, sie reichen beispielsweise von Vergiftungen und Nahrungsmittelunverträglichkeiten im weitesten Sinne über Infektionen mit Bakterien, Viren oder Pilzen bis hin zu Reaktionen auf die Gabe von Antibiotika. Was für uns Erwachsene zwar unangenehm, aber oft relativ harmlos verlaufen kann, kann für den kindlichen Organismus sehr schnell lebensbedrohend werden und bedarf ärztlicher Hilfe. Je jünger das Kind ist, desto dramatischer kann die Situation verlaufen, denn Säuglinge und Kleinkinder benötigen im Verhältnis zu ihrem Körpergewicht wesentlich mehr Flüssigkeit als ältere Kinder oder Erwachsene.

Der durch die häufigen dünnflüssigen Stuhlentleerungen verursachte Wasser- und Elektrolytverlust (vor allem Natrium, Kalium, Calcium, Magnesium) kann bei kleinen Kindern binnen kurzer Zeit zu Austrocknung, Kreislaufversagen und schlimmstenfalls zum Tode führen. Deshalb ist das vorrangige Gebot, für einen schnellen und ausreichenden Ersatz an Flüssigkeit, Mineralstoffen und auch Energie zu sorgen.

Eine akute Durchfallerkrankung kündigt sich beim Kind meistens durch schlechte Stimmung, Unruhe, Appetitmangel und Schlafstörungen an. Die Anzahl der Stuhlentleerungen nimmt zu, die Stuhl-Konsistenz wird zunehmend wässriger, eventuell kommt Fieber hinzu.

Gradmesser für die Gefahr, die dem Baby oder Kleinkind durch die Durchfallerkrankung droht, ist das Körpergewicht. Deshalb sollte man sich in gesunden Tagen regelmäßig ein Bild vom aktuellen Stand des Gewichtes verschaffen. Kommt es nämlich während eines akuten Durchfalls zu einer plötzlichen Gewichtsabnahme von mehr als 5 % (das ist bei einem 8000 g schweren Kind ein Gewichtssturz von nur 400 g!), ist dringend ärztliche Hilfe erforderlich. In dieser Situation ist der Wasser- und Elektrolytverlust bereits so hoch, dass akute Lebensgefahr für das Kind besteht. Erschwerend kommt hinzu, dass das Baby in diesem Zustand apathisch wird und nicht mehr trinken mag. Da hilft auf der Fahrt zum Arzt oder Krankenhaus oft nur noch, dem Kind Flüssigkeit mit einem kleinen Löffel langsam einzuflößen. Soweit sollte man es natürlich nicht kommen lassen, deshalb müssen Kinder mit Durchfall genauestens beobachtet werden und Diätmaßnahmen zur Vermeidung zu großer Flüssigkeits- und Mineralstoffverluste baldmöglichst ergriffen werden.

**Achtung:**

*Bei stärkerem oder länger als zwei Tage andauerndem Durchfall, bei blutigem oder schleimigen Stuhl müssen Sie sofort mit dem Kind zum Arzt!*

## So können Sie helfen

In den ersten Stunden einer noch leichten Durchfaller-krankung gibt man dem Kind am besten eine Elektrolyt-Glucose-Lösung zu trinken, die man in der Apotheke erhält. Auf Reisen sollte ein solches Präparat unbedingt im Gepäck sein! Dadurch werden dem kleinen Organis-mus die verloren gegangenen lebenswichtigen Substanzen in richtiger Dosierung wieder zugeführt. „Hausmittel" wie Cola und Salzstangen gehören der Vergangenheit an und sind bei Babys sowieso nicht geeignet. Auch das Aus-lassen der Nahrungszufuhr, die so genannte Teepause, wird heute nicht mehr empfohlen, da die Darmschleim-haut des kranken Kindes dadurch Schaden nehmen kann. Gestillte Babys sollten weiter Muttermilch bekommen, eventuell in etwas längeren Abständen und geringerer Menge, ergänzt durch die Glucose-Elektrolyt-Lösung. Flaschenkinder erhalten nach einiger Zeit, 6 bis maximal 12 Stunden, die gewohnte Nahrung in verdünnter Form wieder, auch hier wird weiterhin mit der Glucose-Elek-trolyt-Lösung ergänzt. Nach Abklingen des akuten Durchfalls kann man dann langsam wieder auf die ursprüngliche unverdünnte Flaschenmilch übergehen. Ab etwa dem 6. Lebensmonat kann man bei nachlassen-dem Durchfall auch zusätzlich zur verdünnten Milch ein- bis zweimal täglich geschlagene Banane, geriebenen Apfel, Reisschleim, fettfreien Kartoffelbrei oder Karotten-suppe geben. Gut geeignet ist auch spezielle Heilnahrung aus der Apotheke, die Sie nach Anleitung füttern.

Wenn Stuhlanzahl und -konsistenz wieder normal sind, muss man noch 2–3 Tage etwas vorsichtig beim Füttern sein. Das heißt beispielsweise, dass bei Kindern ab dem 2. Lebenshalbjahr Kartoffeln und Reis als Beikost zu be-vorzugen und Obst und Säfte erst noch zu meiden sind. Bei größeren Kindern sind stark zucker- und fetthaltige

Nahrungsmittel noch verboten. Sie bekommen zunächst beispielsweise Karottengemüse ohne Fett, geriebenen Apfel, geschlagene Banane, Reis- oder Haferschleim und Zwieback oder trockenes Knäckebrot, auch leichte Fleischbrühe, bis langsam wieder auf die Normalkost übergegangen werden kann. Auf reichliche Flüssigkeitszufuhr ist auch weiterhin unbedingt zu achten, bis sich das Körpergewicht wieder normalisiert hat. Treten Durchfälle häufiger auf, muss die Ursache, die möglicherweise in einer Nahrungsmittelintoleranz oder chronischen Verdauungsstörungen liegt, unbedingt vom Kinderarzt abgeklärt werden, um das Gedeihen des Kindes zu gewährleisten.

## Fieberhafte Erkrankungen

Das ist im Leben von kleinen oder auch größeren Kindern nicht ungewöhnlich: Morgens sind sie noch ganz fröhlich und vermeintlich gesund, gegen Mittag werden sie unruhig und quengelig, und am Abend fiebern sie. Oft sind es Kinderkrankheiten oder grippale Infekte, die aus dem eben noch aktiven „Treibauf" ein müdes, weinendes Kind machen. Nach dem Abklären der tatsächlichen Ursache und neben einer gegebenenfalls notwendigen ärztlichen Therapie bleibt der Mutter die Aufgabe, über mehrere Tage das Kind zu betreuen, zu trösten und zu beschäftigen, sowie zu versuchen, die meist mit Fieber einhergehende Appetitlosigkeit ihres Kindes zu überwinden. Was kann man neben ärztlichen Maßnahmen tun, um kranke Kinder möglichst rasch wieder fit zu machen? Was päppelt sie schnell wieder auf?

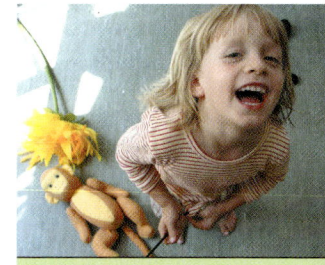

*Morgens war das Kind noch ganz fröhlich…*

## Das päppelt kranke Kinder auf

Bei fieberhaften Erkrankungen ist die wichtigste Maßnahme, den Wasserverlust, verursacht durch das Schwitzen infolge der erhöhten Körpertemperatur, auszugleichen. Kleine Körper haben nur geringe Reserven, auch von Wasser, und müssen deshalb sofort und regelmäßig mit Flüssigkeits-Nachschub versorgt werden. Sollte Ihr Kind noch zu klein, zu schwach oder zu müde sein, um selbst zu trinken, dann müssen Sie ihm die Flüssigkeit notfalls löffelweise in kurzen Abständen verabreichen. Geeignete Getränke sind, je nach Alter, Wasser, schwach gesüßter Tee oder verdünnte Fruchtsäfte; Ihr Apotheker hat die geeignete Auswahl in seinem Sortiment. Auch ein paar Löffel leichter, nur schwach salziger Fleischbrühe sind ab dem 2. Lebensjahr zu empfehlen. Nicht geeignet sind sehr süße, kohlensäurehaltige und/oder anregende Getränke wie Limonade, Cola o.ä. Auch sollte die Temperatur der Getränke weder zu kalt noch zu heiß sein. Bei größeren Kinder empfiehlt es sich, besonders auch nachts, stets ein gefülltes Glas/Becher in Reichweite auf dem Nachttisch stehen zu haben, damit sie ohne Aufwand trinken können. Bezüglich der Trinkmenge gilt: Besser mehr als zu wenig, besonders, wenn das Kind in der Akutphase der Krankheit kaum etwas isst. Die individuell benötigte Menge können Sie in etwa an der produzierten Urinmenge abschätzen: Muss Ihr Kind kaum Wasser lassen, dann trinkt es zu wenig und kann Schaden nehmen.

Fieberhafte Infektionen schwächen den kindlichen Organismus sehr. So kann es sein, dass Ihr Kind im Akutstadium der Krankheit nichts essen mag oder zu müde ist zum Kauen. Zwingen Sie es jetzt nicht zum Essen, der Appetit stellt sich bei Besserung von selbst wieder ein. Halten Sie jedoch den kleinen Patienten immer wieder zum Trinken an. Sicherlich können Sie ihm, ab dem ent-

sprechenden Alter, auch mit kleinen, saftigen Obststückchen, mundgerecht serviert, eine Freude machen.
Vorsicht jedoch mit Fruchtsäure bei Halsentzündungen,
hier können Obst oder Fruchtsäfte zusätzliche Schmerzen
verursachen!

Generell sollte die Nahrung, wenn das Kind wieder zu
essen beginnt, besonders vitamin-, mineralstoff- sowie
eiweißreich sein, um die körpereigenen Abwehrkräfte zu
unterstützen. Das Essen soll erfrischend, leicht zu schlucken, gut verdaulich und leicht zu handhaben (Löffel)
sein. Die Energiezufuhr ist vorerst von untergeordneter
Bedeutung, da einerseits die Bettruhe den aktiven Ver-
brauch reduziert und andererseits Ihr Kind sein Gewicht
nach der Genesung rasch wieder normalisieren wird, falls
es durch die Krankheit etwas abgenommen haben sollte.
Bei Säuglingen sind etwas andere, strengere Regeln zu
beachten. Richten Sie sich hier strikt nach den Anwei-
sungen des Kinderarztes. Gleiches gilt für Durchfall und
Erbrechen (siehe dort).

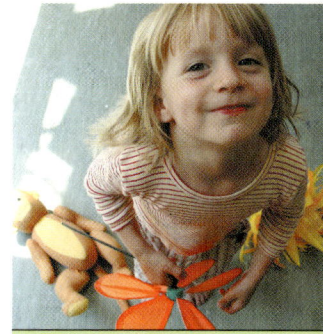

*Kehrt der Appetit
zurück, sind die Kinder
bald wieder fit.*

Mit Nachlassen des Fiebers und allgemeiner Besserung
kehrt auch der Appetit Ihres Kindes langsam wieder
zurück. Es wird es genießen, wenn Sie ihm auch in diesen
Tagen noch sehr viel Zuwendung geben und versuchen,
durch Lieblingsspeisen und gesunde Leckereien seine
Genesung voranzutreiben.

Geben Sie Ihrem Kleinkind während der Rekonvaleszenz,
also der Zeit, in der es sich von der Krankheit erholen
soll, viel Obst, Gemüse, Salat und Rohkost, um den Körper
mit Vitaminen und Mineralstoffen zu stärken. Reichen
Sie viele kleine leckere und erfrischende Mahlzeiten/
Imbisse. Geeignet sind neben Obst und Fruchtsäften vor
allem auch Milch und Milchprodukte. Sie können daraus
eiweißreiche, leckere Mischgetränke oder Quarkspeisen

mit frischem Obst herstellen, die leicht verdaulich und gesund sind. Kochen Sie in den nächsten Tagen Speisen und Gerichte, die Ihr Kind normalerweise gern isst oder sich wünscht, und deren Verzehr den geschwächten Körper nicht zu sehr anstrengt. Es bieten sich beispielsweise kleine Portionen leicht zu essender, nicht zu kau- und schluckintensiver Gerichte an wie Suppen, Kartoffelbrei, Rührei, Frikassee mit Reis, Gemüse, Aufläufe, Hackfleischgerichte oder Milchspeisen. Reichen Sie lieber häufiger kleine Portionen als wenige große, damit das geschwächte Kind sie problemlos bewältigen kann.

Letztlich isst natürlich auch das Auge mit, besonders bei Kindern! Dekorativ und appetitlich angerichtete Speisen, farblich frisch und fröhlich zusammengestellt statt „breiblass", helfen mit, den krankheitsbedingt verlorenen Appetit wieder zu locken. Frische Kräuter beispielsweise liefern hierbei nicht nur „Farbe", sondern gleichzeitig wichtige Vitamine und Mineralstoffe. Gleiches gilt für fantasievoll drapierte Rohkoststückchen wie Möhren, Paprika oder Gurkenscheiben. Und ist der Appetit erst wieder zurück, dann erholen sich Kinder sehr schnell wieder von der vorangegangenen Krankheit.

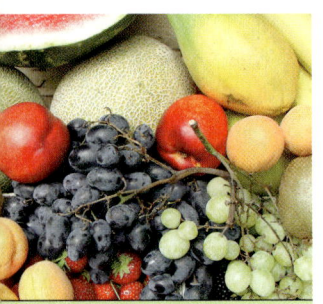

*Das Auge isst mit!*

## Wenn Kinder schlecht schlucken können – Ernährungstipps

Schluckbeschwerden bei Kindern können vielfältige Ursachen haben. Die Kleinen können erkältet sein, durch Husten einen gereizten Hals haben oder auch an Mandelentzündung/Angina bzw. Scharlach leiden. Diesen und anderen Krankheiten ist gemeinsam, dass sie durch Schmerzen im Hals-Rachen-Bereich den Kindern das Essen und Trinken schwer machen. Oft wird im akuten Stadium die Nahrung sogar ganz verweigert, um beim Schlucken den Schmerz nicht zu provozieren. Da jedoch gerade kleine Kinder sehr schnell durch Nahrungs- und vor allem Flüssigkeitsmangel in bedrohliche Situationen kommen können, wollen wir Ihnen hier ein paar Tipps geben, welche Speisen und Getränke auch für erkrankte Kinder leicht zu schlucken sind.

Gerade kranke Kinder müssen ausreichend trinken, denn zusätzlich zu eventuellem Fieber verursachen Husten und Schnupfen einen starken Flüssigkeitsverlust über abgesondertes Sekret und Schleim. Um dies auszugleichen und gleichzeitig die starke Reizung und Austrocknung der Halsschleimhaut zu lindern, sollten Sie Ihrem Kind warme Getränke wie Tee aus Pflanzenextrakten (z. B. Salbei, Kamille, Anis, Thymian, Spitzwegerich, Fenchel oder Huflattichblüten) sowie Milch oder Kakao anbieten. Fruchtsäfte können durch den Säuregehalt den gereizten Hals zusätzlich strapazieren, so dass im akuten Stadium besser darauf verzichtet werden sollte. Gleiches gilt für Zitronensaft im Tee. Die Reizung durch die Fruchtsäure kann abgemildert werden durch Mischgetränke aus Milch und Fruchtsaft (kein Zitrusfruchtsaft wie z. B. Orange oder Grapefruit). Sorgen Sie auf jeden Fall dafür, dass Ihr Kind ständig etwas Trinkbares in Reichweite hat.

Bei Schluckbeschwerden wird Ihr Kind wenig Freude an harter, grober oder trockener Nahrung haben. Auch sehr saure Dinge wird es ablehnen. Rohkost, Salat, hartes Obst und Brot werden in der Akutphase auf Widerstand stoßen. Feste Nahrung, die „nicht gut rutscht", sollte also in den ersten Tagen durch breiige Kostformen ersetzt werden. Dies können Suppen, Süßspeisen, gekochtes und passiertes Gemüse sowie weiche Nudel- und Reisgerichte sein. Auch Rührei und Kartoffelpüree eignen sich gut. Scharfe Würzung ist zu vermeiden, da Gewürze wie Pfeffer, Paprika oder Curry die entzündeten Schleimhäute schmerzhaft reizen können. Reichlich frische Kräuter sorgen alternativ für guten Geschmack. Geeignet bei Schluckbeschwerden sind auch fertige Baby- und Kleinkindermenüs aus dem Gläschen, die Ihnen z.B. bei Zeitmangel in großer Auswahl zur Verfügung stehen.

Bei Schluckbeschwerden und nach einer Mandeloperation hat sich in vielen Fällen die Gabe von Milchspeiseeis (nicht Fruchteis) aufgrund der kühlenden und abschwellenden Wirkung als erfolgreiche „Maßnahme" gegen den Schmerz erwiesen. Sicher wird Ihr Kind von dieser „Diät" begeistert sein, doch sollte Eis nicht die einzige akzeptierte Nahrung sein! Fragen Sie nach einer Mandeloperation bitte auf jeden Fall vorher den Arzt und berücksichtigen Sie das Alter des Kindes.

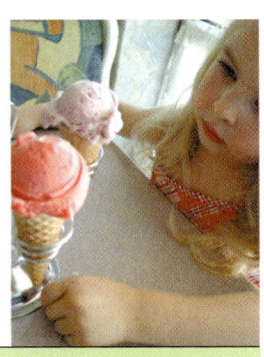

*Ein paar Löffel Eis lindern Schluckbeschwerden.*

Viele Kinder empfinden bei Halsweh und Schluckbeschwerden warme oder kalte Halswickel als angenehm, bei größeren Kindern sind außerdem Mundspülungen und Gurgeln mit Kamillenextrakt und speziellen Lösungen zu empfehlen. Auch Halspastillen, Hustensäfte und Hustenbonbons lindern den Schmerz bei größeren Kindern, doch sollte man ihren Einsatz nur nach Vorschrift vornehmen und nicht nach dem Motto „viel hilft viel". Denn einerseits fördern zuckerhaltige Pastillen, Säfte und Bonbons die Zahnkaries und zum anderen darf der Kaloriengehalt von Hustenbonbons und -säften nicht unterschätzt werden. Als Alternative für die Zähne bieten sich zuckerfreie Lutschwaren an, doch können diese Bonbons bei übermäßigem Verzehr zu Bauchschmerzen und Durchfall führen.

Wenn es dem kleinen Patienten nach einigen Tagen wieder besser geht, können Sie langsam wieder auf vitaminreiche Fruchtsäfte und festere Speisen übergehen. Frische Milchspeisen und Obstsalate fördern zusätzlich die Genesung, stärken die Abwehrkräfte und bringen Ihr Kind bald wieder auf die Beine.

# Vorbeugen ist besser als heilen – Abwehrkräfte stärken

## So trainieren Sie das Immunsystem

Nicht alle Kinder sind gleich anfällig für Erkältungskrankheiten, die Stärke ihres Immunsystems spielt eine entscheidende Rolle dabei. Wenn man in der Regel auch Husten und Schnupfen im Winter kaum gänzlich verhindern kann – Erwachsene sind im Schnitt drei- bis viermal mal pro Jahr erkältet, Kinder weit häufiger – können die Widerstandskräfte auch der Kinder vorsorglich jedoch verbessert werden. Der Ernährung kommt hierbei ein hoher Stellenwert zu, sorgt sie doch dafür, dass durch ausreichende Nährstofflieferung alle Stoffwechselvorgänge und damit auch die Immunabwehr des Kindes funktionieren.

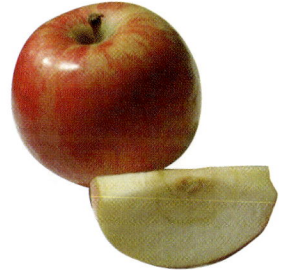

Die beste Basis für Gesundheit und Wohlbefinden der Heranwachsenden sind Abwechslungsreichtum und Ausgewogenheit in der Ernährung. Wenn das Kind täglich Obst, Gemüse, Getreide und Milch bekommt, Fisch, Fleisch und Eier im Wechsel auf dem Teller findet, dann ist damit schon die Grundlage für gute Widerstandskräfte und stabile Gesundheit gelegt. Besonders wichtig für das Immunsystem ist eine gute Vitamin- und Mineralstoffversorgung, welche über Fruchtsäfte, Obst und Gemüse am besten zu erreichen ist. Besonders viel Vitamin C enthalten beispielsweise Zitrusfrüchte, schwarze Johannisbeeren, Kiwi und Sanddorn bzw. daraus hergestellte Säfte, Paprika und sogar Kartoffeln. Kinder, die Obst- und/oder Gemüsemuffel sind, kann man durch geschicktes „Verpacken" des Ursprungsnahrungsmittels austricksen, z. B. mittels eines Orangen-Milchshakes, frisch gepresstem Gemüsesaft, überbackenem Gemüse oder Quarkspeisen mit Fruchtstückchen.

Wenn Sie auch mit solchen Mitteln Ihrem Kind Obst und Gemüse nicht schmackhaft machen können, dann sollten Sie in der Erkältungszeit nach Absprache mit dem Kinderarzt vielleicht Multivitamine und Mineralien anderweitig zuführen. In Ihrer Apotheke finden Sie ein reichhaltiges Angebot der verschiedensten Produkte, lassen Sie sich beraten!

Ebenfalls kann Ihr Apotheker Ihnen pflanzliche Immunstimulanzien (z.B. Echinacea) empfehlen, mit deren Hilfe Sie die Abwehrkräfte Ihres Kindes stärken können. Und wenn es dann doch soweit ist, und Husten und Schnupfen Ihren Sprössling quälen, dann helfen schleimlösende und schweißtreibende Tees, Hustenbonbons und lindernde Mittel Ihrem Kind schnell wieder auf die Beine.

Dass Sie mit wettergerechter Kleidung, dem rechtzeitigen Tragen von Mütze, Schal und Handschuhen Ihr übriges zum Gesundbleiben Ihres Kindes tun können, ist selbstverständlich, genauso wie das rasche Wechseln von nassen Stiefeln und Handschuhen nach der Schneeballschlacht oder dem feuchten Wiesenspaziergang.

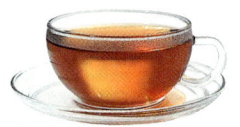

*Heißer Tee mit Zitrone heizt bei Kälte ordentlich ein.*

Ein heißer Tee mit Honig und Zitrone wärmt durchfrorene Kinder schnell wieder auf, und der Weg in die wohligwarme Badewanne hat auch schon so manchen Schnupfen gar nicht erst entstehen lassen. Vorbeugend können Sie die Abwehrkräfte Ihres Kindes auch durch „Abhärten" steigern, beispielsweise durch regelmäßiges heiß-kalt Wechselduschen und regelmäßigen Aufenthalt an der frischen Luft.

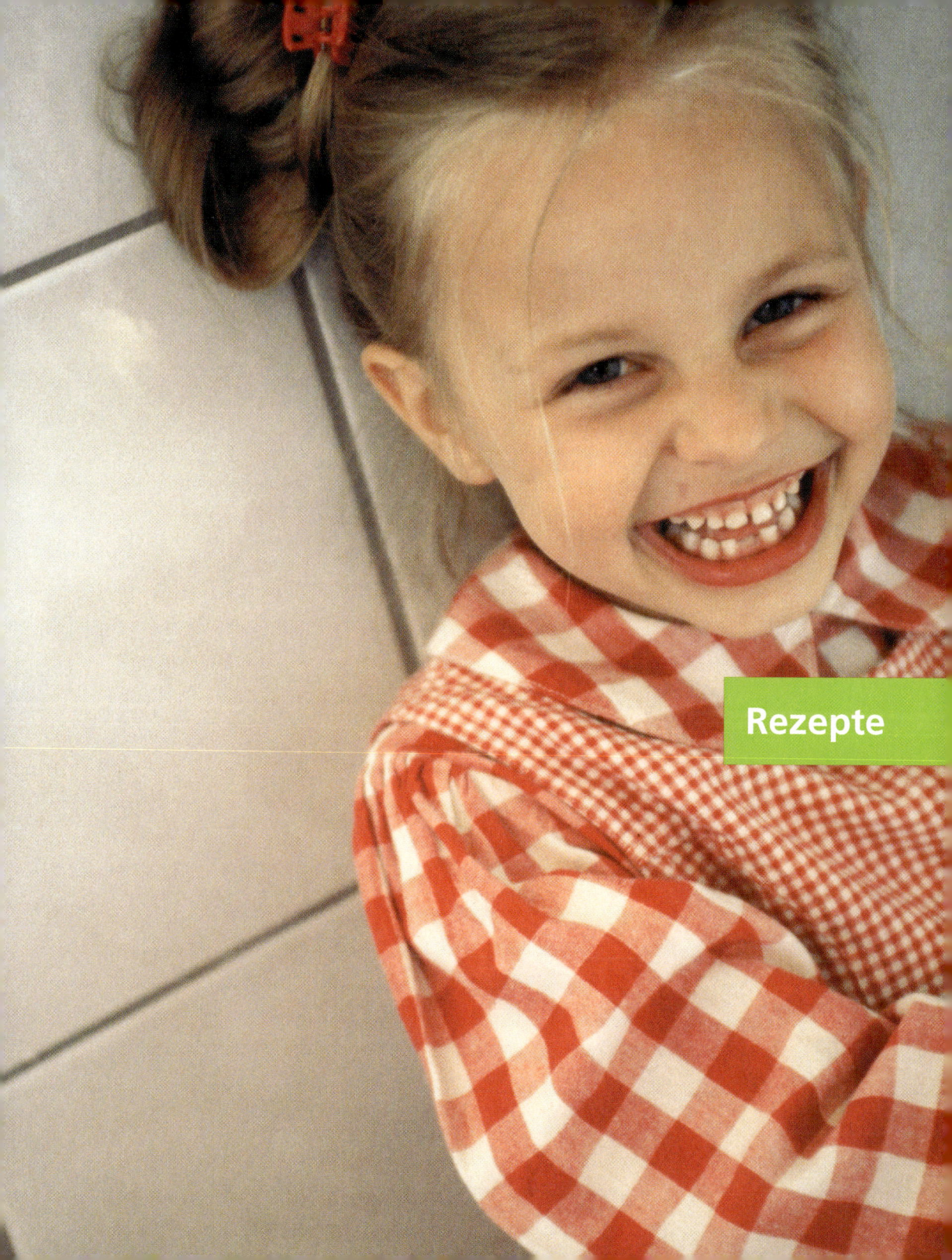

Rezepte

# Gemüse-Kartoffel-Fleisch-Brei

*Babys Mittagessen:*
*Rezept zur Selbstherstellung*

### Zubereitung:

Karotten, Kartoffeln und Fleisch klein schneiden, die Zutaten miteinander in einem kleinen Topf mit etwas Wasser zugedeckt garen. Fett zugeben, mit Pürierstab mixen.

Oder besonders einfach in der Mikrowelle: eine kleine Kartoffel schälen, klein schneiden und mit etwas Wasser in einer großen Tasse garen (4 Minuten bei 600 W), Karotten aus dem Glas und Fett dazugeben und mit Pürierstab mixen.

### „Großes" Rezept für die Vorratshaltung:

1 kg Karotten, 500 g Kartoffeln, 200 g Fleisch miteinander wasserbedeckt im Topf garen, im Mixer zerkleinern, portionsweise abfüllen, tiefgefrieren.

Am Tag des Bedarfs herausnehmen, schonend, am besten in der Mikrowelle, auftauen. Fett erst vor der Mahlzeit zugeben.

## Zutaten:

- *100 g Karotten*
  (anfangs aus dem Gläschen)

- *10 g hochwertiges pflanzliches Öl*
  z. B. Soja-, Sonnenblumen-, Maiskeimöl und Butter im Wechsel

- *50 g Kartoffeln*

- *20 g mageres Fleisch*

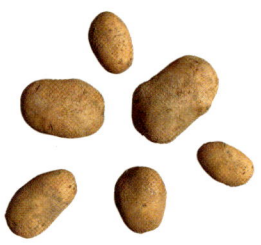

# Obstmus

*Nachspeise:*
*einige Teelöffel Obstmus*

### Zubereitung:

Obstmus aus dem Glas verwenden oder Apfel schälen, vierteln, in etwas Wasser dünsten, mixen (besonders einfach in der Mikrowelle: 3 Minuten bei 600 W).

Ab 7. Monat rohes Obst möglich: Apfel schälen und fein reiben oder anderes weiches Obst einfach zerdrücken (z.B. Birne, Pfirsich, Pflaume, Himbeeren, Banane).

# Vollmilch-Getreide-Brei

*Babys Abendessen:*
*Rezept zur Selbstherstellung*

Im 6. Monat wird abends ein Vollmilch-Getreide-Brei eingeführt. Bei Allergierisiko muss er kuhmilchfrei zubereitet werden. Dazu verwendet man HA-Nahrung (oder abgepumpte Muttermilch). Bei Allergierisiko sollte zunächst auf glutenhaltige Getreidearten (wie Weizen, Roggen, Hafer, Gerste) verzichtet werden. Es eignen sich anfangs insbesondere Reisflocken.

### Zubereitung:

Flocken bzw. Grieß in die erhitzte Milch einrühren, evtl. aufkochen und gar ziehen lassen. Gröbere Erzeugnisse wie kernige Haferflocken oder Reis kalt zusetzen und bei mäßiger Hitze ausquellen lassen. Obst zugeben.

---

## Zutaten:

- **200 ml pasteurisierte Vollmilch**

- **20 g Schmelz-, Instantflocken,** Vollkorngetreideflocken oder –grieß, später auch gröbere Flocken und Reis

- **20 g Obstsaft oder Obstmus**

**Zubereitung von Vollmilch-Getreide-Brei mit HA-Nahrung bei Allergierisiko:**

- 180–200 ml Wasser abkochen,

- 20 g Flocken einrühren, evtl. aufkochen, etwas abkühlen lassen, entsprechend der Wassermenge HA-Pulver einrühren,

- 20 g Obst zugeben.

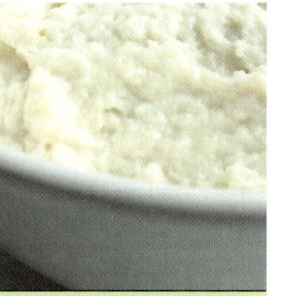

*Vollmilch-Getreide-Brei – selbst gekocht.*

Bei den Milchfertigbreien wird das Pulver in abgekochtes und etwas abgekühltes Wasser eingerührt. Auch Fertiggläschen sind im Handel. Bei Allergierisiko dürfen nur Fertigprodukte mit der Zusatzbezeichnung „HA" verwendet werden.

Die Fertigprodukte sind häufig süß und enthalten eine Vielzahl von unnötigen Zutaten. Achten Sie deshalb auf die Zutatenliste.

Rohes Getreide z. B. Frischkornbrei darf nicht vor dem zehnten Lebensmonat gegeben werden. Der Säugling verdaut bis dahin rohe Stärke und Ballaststoffe nicht ausreichend.

Gegen Ende des 1. Lebensjahres ersetzt das Butterbrot den Getreidezusatz. Brot zusammen mit Milch geben.

# Getreide-Obst-Brei

## Babys Nachmittagsmahlzeit: Rezept zur Selbstherstellung

Im 7. Monat gibt es nachmittags zusätzlich einen Getreide-Obst-Brei.

### Zubereitung:

Wasser abkochen, Flocken einrühren, evtl. aufkochen, Fett und Obstmus zugeben.

Im Handel werden Vollkorn-Obst-Breie im Glas angeboten. Sie sind durch den Zusatz von Säften zum Teil süßer als selbsthergestellte Breie.

Gegen Ende des 1. Lebensjahres kann ein Stück Obst zusammen mit einem Stück Brot gegeben werden. Auch ein gröberes Müsli aus Flocken und Obst ist dann möglich.

## Zutaten:

- 20 g Vollkorn-getreideflocken

- 100 g Wasser

- 100 g Obstmus

- 1 TL hochwertiges pflanzliches Öl oder Butter

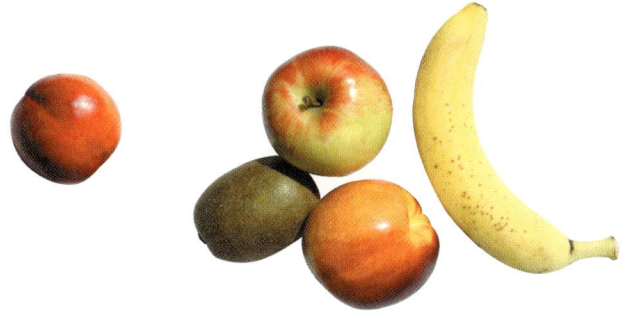

# Durstlöscher für quirlige Knirpse

### Sommerlicher Eistee
### (3–4 Gläser)

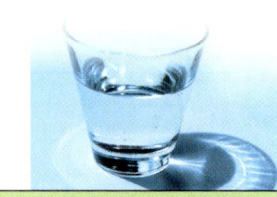

- 2 Beutel Früchtetee (Apfel, Hagebutte)
- 500 ml Wasser
- 250 ml Apfelsaft
- Saft von ½ Zitrone

Teebeutel mit abgekochtem Wasser überbrühen und 10 Minuten ziehen lassen, dann herausnehmen und erkalten lassen. Mit Apfelsaft und Zitronensaft auffüllen und gekühlt servieren.

### Saft-Schorle für kleine Aktive
### (4–6 große Gläser)

- 500–750 ml Mineralwasser
- 500 ml Fruchtsaft (Apfel, Orange, Tropenmischung)

Prima geeignet auch für unterwegs und zwischendurch!

### Bowle für Kinder
### (für viele durstige Mäulchen)

- 1½–2 l Mineralwasser
- 1 l Apfelsaft
- ½ l Ananassaft
- ½ l Kirschsaft
- 1 Beutel (750 g) Tiefkühl-Mischobst oder klein-geschnittenes frisches Saison-Obst

Gekühlte Getränke in einer Bowlenschüssel mischen und mit den Früchten auffüllen. Eventuell Eiswürfel aus gefrorenem Saft hineingeben. Bunte Spieße für die Früchte und lustige Strohhalme gehören auch unbedingt dazu!

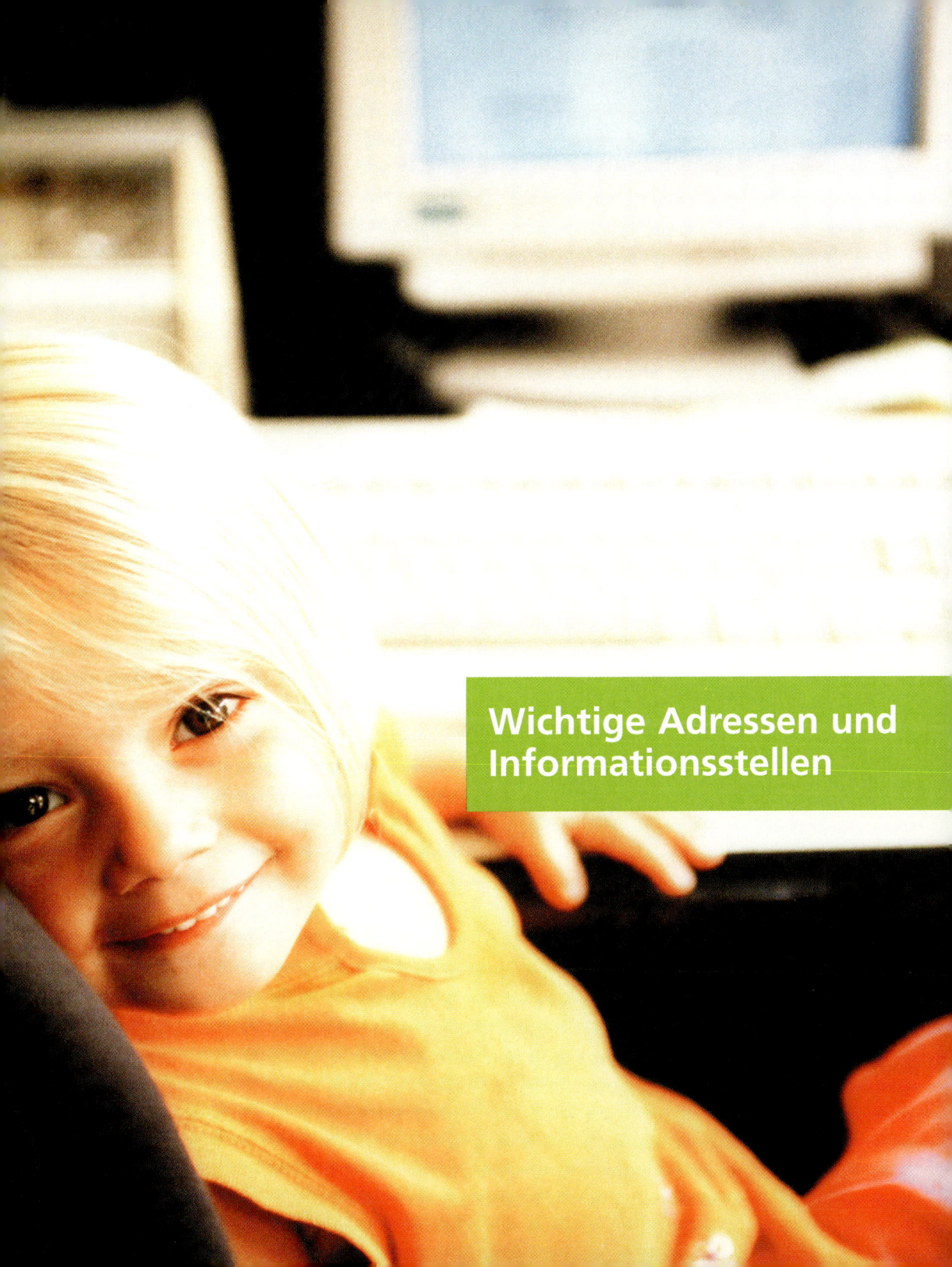

**Wichtige Adressen und Informationsstellen**

# Wichtige Adressen und Informationsstellen

**Auswertungs- und Informationsdienst für Ernährung, Landwirtschaft und Forsten (AID)**
Friedrich-Ebert-Str. 3
53177 Bonn
Tel: 0228 - 8499-0
Fax 0228 - 8488177
www.aid.de

**Bundeszentrale für gesundheitliche Aufklärung (BZgA)**
Ostmerheimer Str. 220
51109 Köln
Tel: 0221 - 8992-0
Fax 0221 - 8992300
www.bzga.de

**Deutsche Gesellschaft für Ernährung e.V. (DGE)**
Godesberger Allee 18
53175 Bonn
Tel: 0228 / 3776-600
Fax 0228 / 3776-800
www.dge.de

**Forschungsinstitut für Kinderernährung Dortmund**
Heinstück 11
44225 Dortmund
Tel: 0231 - 792210-0
Fax 0231 - 711581
www.fke-do.de

*Weitere Internet-Adressen:*

www.BabyundEltern.de

www.jolinchen.de

www.familienplanung.de

www.babynet.de

www.babynews.de

www.kinderrezepte.de

www.ernaehrungs-beratungs-service.de

*Literatur:*

Empfehlungen des Forschungsinstituts für Kinderernährung, Dortmund, und der Deutschen Gesellschaft für Ernährung e.V., Bonn

# *Buchtipps*

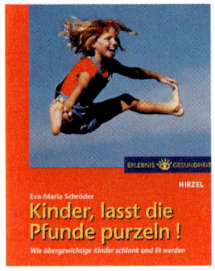

Dr. Eva-Maria Schröder
**Kinder, lasst die Pfunde purzeln!**
Wie übergewichtige Kinder schlank und fit werden
Hirzel Verlag
Reihe Erlebnis Gesundheit
ISBN 3-7776-0932-3
€ 12,70

Dicke Kinder werden häufig dicke Erwachsene und sind vielen gesundheitlichen Gefahren ausgesetzt. Dieses Buch weist Eltern mit übergewichtigen Kindern einen gesunden Weg zum Abnehmen. Denn Erwachsenen-Diäten und Radikalkuren sind für Kinder in der Wachstums- und Entwicklungsphase tabu! Die praxisnahen Ratschläge helfen, einem „dicken Erwachsenenleben" mit all seinen Risiken vorzubeugen. Tipps für Sport und Spiel, Rezeptvorschläge, Speisepläne und informative Tabellen erleichtern den Einstieg ins „schlanke Leben".

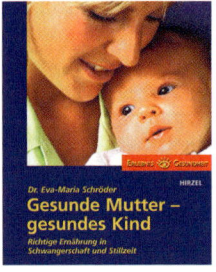

Dr. Eva-Maria Schröder
**Gesunde Mutter – Gesundes Kind**
Richtige Ernährung in Schwangerschaft und Stillzeit
Hirzel Verlag, Reihe Erlebnis Gesundheit
ISBN 3-7776-1088-7
€ 12,80

Sich bedarfsgerecht und lecker zugleich zu ernähren, das ist der Wunsch vieler schwangerer und stillender Frauen. Es gibt nur wenige Lebensphasen, in denen das Verlangen nach einer möglichst gesunden Lebensweise so ausgeprägt ist wie in Schwangerschaft und Stillzeit. Gut zu wissen, dass wir auf kaum einen Lebensbereich heutzutage so viel eigenen Einfluss haben wie auf die Auswahl unserer Nahrungsmittel, denn das Angebot in den Supermärkten ist riesengroß. Wir müssen nur lernen, uns für gesunde und nährstoffreiche Produkte zu entscheiden. Der Ratgeber bietet eine Fülle an Informationen und unterstützt lustvoll die Vorfreude aufs Baby.

**Hinweise**

Das vorliegende Buch ist sorgfältig erarbeitet worden. Dennoch erfolgen alle Angaben ohne Gewähr. Weder Autor noch Verlag können für eventuelle Nachteile oder Schäden, die aus den im Buch gemachten praktischen Hinweisen resultieren, eine Haftung übernehmen.

Ein Markenzeichen kann warenrechtlich geschützt sein, auch wenn ein Hinweis auf etwa bestehende Schutzrechte fehlt.

Jede Verwertung des Werkes außerhalb der Grenzen des Urheberrechtsgesetzes ist unzulässig und strafbar. Dies gilt insbesondere für Übersetzung, Nachdruck, Mikroverfilmung oder vergleichbare Verfahren sowie für die Speicherung in Datenverarbeitungsanlagen.

**Bibliografische Information Der Deutschen Bibliothek**
Die Deutsche Bibliothek verzeichnet diese Publikation in der Deutschen Nationalbibliografie; detaillierte bibliografische Daten sind im Internet unter http://dnb.ddb.de abrufbar.
ISBN 3-7776-1217-0

**Verlag:**
© 2003 S. Hirzel Verlag
Birkenwaldstraße 44
70191 Stuttgart
Printed in Germany

**Redaktion:** Reinhild Berger
**Gestaltung:** Bettina Scherrieble,
Scherrieble graphic_design_projects,
Stuttgart

**Druck:** Kösel, Kempten

**Bildnachweis:**
Bildagentur ZEFA: Inhalt, Seite 1, 5, 31, 32, 51, 61, 85, 91
CMA Fotoservice: Seite 37
Nils Hoffmann: Seite 35, 40, 45, 54, 56, 69, 84, 86, 90
Uemit Kepenberg: Seite 4, 6, 7, 9, 10, 11, 12, 13, 14, 15, 16, 17, 18, 19, 20, 21, 23, 24, 25, 26, 27, 28, 29, 33, 36, 39, 41, 42, 46, 48, 49, 52, 53, 55, 58, 59, 60, 62, 63, 67, 68, 71, 72, 74, 77, 79, 80, 82, 83, 88, 89